Oral Health Education Handbook

口腔健康知识宣教手册

吴补领　张超　赵蕊妮　主编

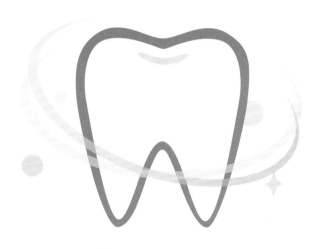

中山大学出版社
SUN YAT-SEN UNIVERSITY PRESS

·广州·

图书在版编目（CIP）数据

口腔健康知识宣教手册 / 吴补领，张超，赵蕊妮主编 . —广州：中山大学出版社，2022.12

　　ISBN 978-7-306-07488-1

　　Ⅰ.①口…　Ⅱ.①吴…　②张…　③赵…　Ⅲ.①口腔—保健—手册　Ⅳ.① R780.1-62

中国版本图书馆 CIP 数据核字（2022）第 141626 号

KOUQIANG JIANKANG ZHISHI XUANJIAO SHOUCE

出 版 人：	王天琪
策划编辑：	金继伟
责任编辑：	金继伟
封面设计：	林绵华
责任校对：	林　峥
责任技编：	靳晓虹
出版发行：	中山大学出版社
电　　话：	编辑部　020-84110283，84111996，84111997，84113349
	发行部　020-84111998，84111981，84111160
地　　址：	广州市新港西路 135 号
邮　　编：	510275　　　　传　真：020-84036565
网　　址：	http://www.zsup.com.cn　　E-mail：zdcbs@mail.sysu.edu.cn
印 刷 者：	佛山家联印刷有限公司
规　　格：	787mm×1092mm　1/16　16.25 印张　280 千字
版次印次：	2022 年 12 月第 1 版　2024 年 4 月第 3 次印刷
定　　价：	60.00 元

编委会

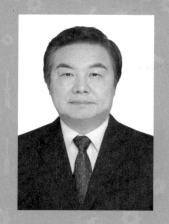

主编简介

吴补领，男，1958年6月出生，陕西武功人，主任医师，教授，博士研究生导师，博士后合作导师，现任南方医科大学口腔医学院首席专家、南方医科大学口腔医学院深圳口腔临床学院院长、南方医科大学深圳口腔医院（坪山）院长。

1983年毕业于第四军医大学，先后赴日本东京齿科大学、大阪大学、明海大学等研修、访问。兼任日本明海大学齿学部、大阪齿科大学客座教授，国际牙医师学院院士。现任中华口腔医学会常务理事、中华口腔医学会第三届老年口腔医学专业委员会主任委员、第二届牙体牙髓病学专业委员会副主任委员、中国医师协会口腔医师分会第六届委员会常务委员、国家教学指导委员会委员、广东省口腔医学会副会长、广东省口腔医学会老年口腔医学专业委员会主任委员、深圳市医院管理者协会口腔医学学科管理专业委员会主任委员等。迄今已培养硕士、博士及博士后185名。承担国家、军队重点课题15项，获国家级和省部级科技奖9项；发表学术论文400篇，其中SCI收录121篇；主编、参编著作20部。现任《中华口腔医学杂志》《国际口腔医学杂志》等6种专业学术期刊的特邀编审、编委。获得广东省医师奖，以及"羊城好医生""深圳好医生""岭南名医"等荣誉称号。

张
超

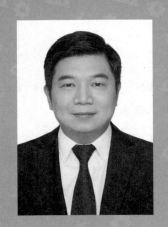

主编简介

　　张超，男，1972年10月出生，中共党员，医学学士、工学硕士，副研究员，硕士研究生导师。现任南方医科大学深圳口腔医院（坪山）党总支书记，广东省老年保健协会副会长，深圳市医院管理者协会副会长。

　　长期从事人事管理、思政教育和医院管理工作。先后主持省厅级课题5项，参与国家级、省部级课题多项；主编思想政治教育理论著作2部，作为副主编参编3部；在《光明日报》理论版发表论文1篇，先后在省级以上刊物公开发表论文16篇，其中SCI收录1篇；获广东省第八届教育教学成果奖（高等教育）二等奖。2021年当选深圳市坪山区第二届人民代表大会代表。

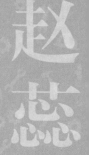

主编简介

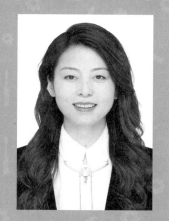

赵蕊妮，主任护师，现任南方医科大学深圳口腔医院（坪山）护理部主任，中华口腔医学会口腔急诊专业委员会常务委员，中华口腔医学会社区口腔医疗分会委员，中华护理学会口腔护理专业委员会专家组成员，广东省护理学会口腔护理专业委员会副主任委员，广东省口腔医学会口腔急诊专业委员会常务委员。

毕业于第四军医大学，曾赴日本齿科医师协会、美国宾夕法尼亚大学访学。长期致力于PD操作在口腔诊疗中的应用、PMTC技术推广、口腔疾病预防科普等工作。先后在国内外刊物发表学术论文39篇，主持省部级课题2项、院校级课题4项，主编、主译著作4部。以第一完成人身份获军队科技进步三等奖，以主要完成人身份获中华口腔医学会科技奖一等奖、陕西省教学成果特等奖。荣立个人三等功，获得陕西省"五四青年"奖章，以及陕西省"护理之星""抗震救灾先进个人"和深圳市优秀党务工作者等荣誉称号。

序

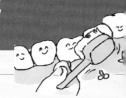

　　口腔健康是全身健康的基础和关键，它的影响贯穿人类生命全周期，拥有健康的口腔是生活质量得到提高的重要标志。口腔健康问题不仅影响人类咀嚼、吞咽和发音等基本功能，而且与心脑血管疾病、消化系统疾病、糖尿病、老年神经性疾病、骨质疏松、早产和低体重儿出生密切相关。根据国家卫生健康委员会发布的《第四次全国口腔健康流行病学调查报告》数据，我国居民口腔健康状况仍有待改善，全民口腔健康知识普及率和口腔卫生护理能力仍有待进一步提高。

　　为贯彻落实《"健康中国2030"规划纲要》和《中国防治慢性病中长期规划（2017—2025年）》，进一步加强健康口腔工作，提升群众口腔健康护理意识和行动力，国家卫生健康委员会于2019年发布了《健康口腔行动方案（2019—2025年）》。这也意味着"健康口腔"已上升到国家战略层面，并逐渐成为社会关注的热点。

　　"防病于未然"是"健康中国"的重要环节。为了响应国家号召，紧密结合"健康中国"行动，践行"三减三健"之健康口腔行动，进一步向我国居民普及口腔健康知识，为提高居民口腔健康水平贡献积极力量，南方医科大学深圳口腔医院

（坪山）集全院之力组织具有扎实基础理论知识和丰富临床工作经验的硕士及博士医护团队共同参与编写本书，将口腔医学领域的最新理论知识和技术呈现给广大读者。书中介绍了保持口腔健康卫生的常用方法，普及了口腔常见病和多发病的病因、临床表现、治疗方法以及预防措施。本书文字通俗易懂、精练明晰，并配以大量精美漫画和临床诊疗实例图，以及视频（可扫码观看），图文并茂、深入浅出、可读性高、趣味性强，相信会让各位读者爱不释手，并成为口腔健康护理和预防常见口腔疾病的好帮手。

让健康从"齿"伴您一生，让"健康中国"的梦想得以更快实现。

南方医科大学口腔医学院首席专家
南方医科大学口腔医学院深圳口腔临床学院院长
南方医科大学深圳口腔医院（坪山）院长
2022年10月1日

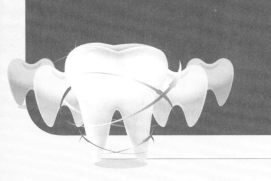

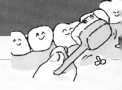

前 言

　　《"健康中国2030"规划纲要》提出，实现"健康中国"需要"坚持预防为主、防治结合、中西医并重，转变服务模式，构建整合型医疗卫生服务体系"，并提出要将疾病的诊疗关口前移，将以往以疾病治疗为主的模式转变为预防与治疗并重的模式。作为严重影响国民健康的重要问题，口腔疾病的防治成为实现"健康中国"战略的一个核心环节。

　　为落实《"健康中国2030"规划纲要》，2019年国家卫生健康委员会制定了《健康口腔行动方案（2019—2025年）》并明确指出，口腔健康是全身健康的重要组成部分，加强口腔保健和科普工作、提高人们的口腔健康护理意识和行动力，是我们当前最紧急、最重要的工作之一。我们编写此书，就是对《健康口腔行动方案（2019—2025年）》的积极响应，希望通过广泛普及口腔健康知识，将该方案中提到的目标落到实处，为广大人民群众的口腔卫生健康保驾护航。

　　本书运用手绘插图、视频链接、临床照片及典型病例等多种展示形式，将口腔健康宣教重点知识配以生动有趣的图片及影像素材，使科普和艺术有机结合起来，从而更直观、形象、生动地展现口腔健康宣教内容。通过多学科专家协作，本书全面系统地介绍了口腔各专科诊疗项目和常见疾病的种类。作者精心选取了大家关注的口腔健康问题，使用简单易懂的医学术语和读者喜闻乐见的语言风格，让读者在学习各种口腔健康预防措施的同时，也深入了解现代牙科技术的发展趋势。本书将有助于更好地向公众推广和普及口腔保健知识，从而提高人们的自我口腔保健意识和能力，减少口腔疾患的发生，真正实现"健康中国"战略中所提出的"预防为主、防治结合"的健康目标。

口腔健康是全身健康的基础，拥有一口健康的牙齿是避免许多全身性疾病发生的基石。让我们携手从现在开始、从口腔开始、从了解这本《口腔健康知识宣教手册》开始，共同维护我们的口腔健康，促进全身健康，提高生命质量，为"健康中国"助力。

口腔医学发展迅速，由于编者的学识和能力所限，加之时间仓促，书中疏漏或不足之处在所难免，恳请各位专家与读者予以批评指正。

编　者

2022年6月

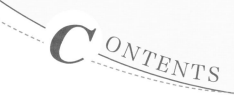

ONTENTS

目 录

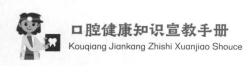

口腔健康知识宣教手册

Kouqiang Jiankang Zhishi Xuanjiao Shouce

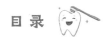

牙周黏膜病科健康宣教

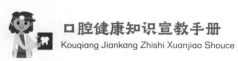

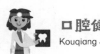

口腔种植科健康宣教

口腔正畸科健康宣教

口腔颌面外科住院部健康宣教

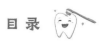

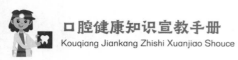

消毒供应中心健康宣教

放射科健康宣教

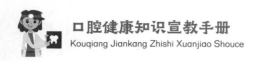
口腔数字化中心健康宣教

牙体牙髓病科
健康宣教

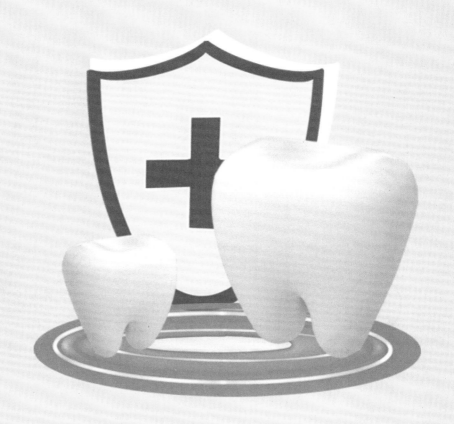

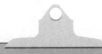

　　第四次全国口腔健康流行病学调查显示，我国5岁和12岁儿童患龋率分别为70.9%和34.5%，35～44岁年龄组恒牙患龋率为89%，55～64岁和65～74岁年龄组恒牙患龋率分别高达95.6%和98%（如下图所示）。龋齿发病率高、分布广，是口腔主要的常见病，也是人类最常见的疾病之一。世界卫生组织将龋齿、肿瘤和心血管疾病列为人类三大重点防治疾病。

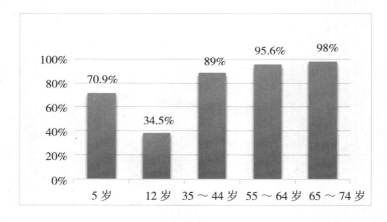

各年龄组患龋率

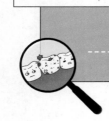

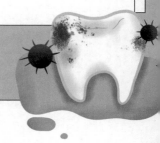

一 您知道关于龋齿的那些事吗

（一） 什么是龋齿

龋齿俗称虫牙、蛀牙，是在以细菌为主的多种因素影响下，发生在牙体硬组织的一种慢性、进行性、破坏性疾病，较易发生在牙齿点隙沟及牙缝处。

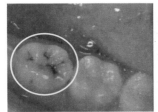

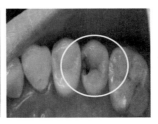

（a）咬合面窝沟龋　　　（b）颊面龋和窝沟龋　　　（c）邻面龋

龋齿类型

图片来源：本组图片由王海越医生提供。

（二） 为什么会出现龋齿

龋齿的出现与以下四个因素有重要关系：

1 宿主因素

宿主因素指个体对龋齿的易感程度，包括全身状况、牙的形态、牙列结构、唾液的成分和流速流量等。

2 细菌因素

细菌是发生龋齿的主要因素。未萌出的牙齿不会发生龋齿，只有当牙暴露于口腔的微生态环境中才会发生龋齿。

③ 食物因素

随着人类进化，食物逐渐精细化，碳水化合物的摄入量增加，也增加了龋齿的发病概率。粗制食物不易黏附在牙面，且具有良好的清洁作用，有一定的抗龋力。

④ 时间因素

龋齿发病的每个过程都需要时间。例如，从清洁的牙面上形成获得性膜到细菌黏附形成牙菌斑生物膜，从细菌代谢碳水化合物产酸到造成牙釉质脱矿等均需要一定时间。

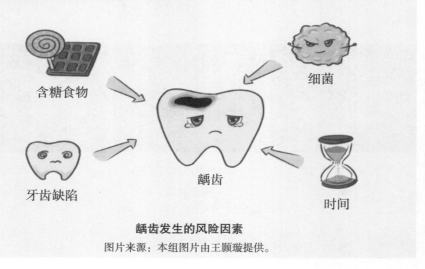

含糖食物　　　　　细菌　　　　牙齿缺陷　　　　龋齿　　　　时间

龋齿发生的风险因素

图片来源：本组图片由王颢璇提供。

（三）　人在龋齿发展过程中有什么感觉

（1）浅龋：一般无自觉症状。

（2）中龋：对酸、甜饮食敏感，遇冷、热有酸痛感，对冷刺激尤其敏感。

（3）深龋：对外界冷、热、酸、甜刺激反应较中龋剧烈，龋洞洞口开放，食物残渣嵌塞可引起疼痛和咬合不适。

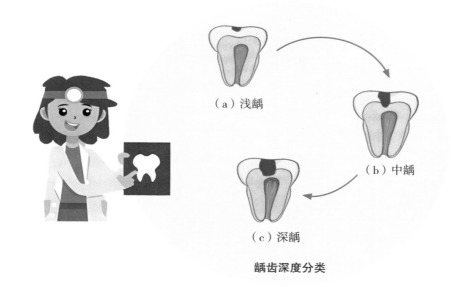

（a）浅龋

（b）中龋

（c）深龋

龋齿深度分类

图片来源：本组图片由王颢璇提供。

（四）出现龋齿怎么办

一旦出现龋齿，就应使用科学的方法终止其病变的发展，早发现，早治疗，早受益。俗话说：小洞不补，大洞吃苦。若龋齿未能及时得到治疗，病变会进一步向更深层发展，感染牙齿内部的牙髓组织甚至根尖周组织，进而导致牙髓炎和根尖周炎以及颌骨骨髓炎等并发症。

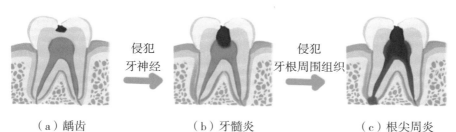

（a）龋齿　　侵犯牙神经　　（b）牙髓炎　　侵犯牙根周围组织　　（c）根尖周炎

龋齿病变发展过程

图片来源：本组图片由王颢璇提供。

（五）　**如何进行龋齿治疗**

（1）未形成龋洞的患牙，可对其进行化学药物治疗，如渗透树脂治疗、涂氟或使用药物进行牙面的再矿化，也可通过机械手段磨除龋坏组织。

（2）已形成龋洞的患牙，应及时去除腐坏牙体组织，用树脂充填术或嵌体修复术等方式进行治疗，以恢复牙齿外观和咀嚼功能。

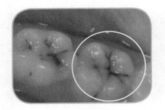 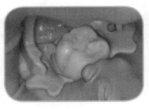 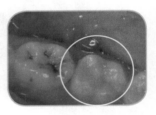

（a）龋齿治疗前　　　　　（b）龋齿治疗中　　　　　（c）龋齿治疗后

龋齿治疗

图片来源：本组图片由王海越医生提供。

（3）龋坏程度较深的患牙，龋坏组织距离牙髓腔较近，可垫上一层保护牙髓的材料后临时修复观察，等牙齿无不适后再进行最终牙体修复充填。

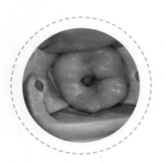 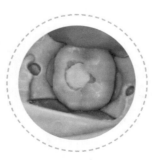 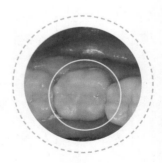

（a）深龋治疗前　　　　　（b）间接盖髓　　　　　（c）深龋治疗后

深龋治疗

图片来源：本组图片由刘伟医生提供。

近年来，在计算机的辅助下进行牙齿修复已变得越来越普遍。现在，大面积龋坏可以使用椅旁CAD/CAM（Computer Aided Design/Computer Aided Manufacture）技术制作嵌体进行修复，嵌体是一种嵌入牙体内部的微创修复体。首先，在口腔内进行3D扫描，获取数字化牙模后，利用CAD技术设计修复体。然后，通过精密加工、结晶上色完成修复体制作。最后，将修复体放至口内粘接完成。嵌体能较好地修复牙体的缺损部分并恢复其咀嚼功能，可满足患者对修复体美观、耐用的需求。

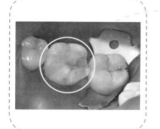
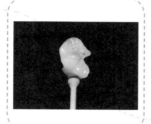
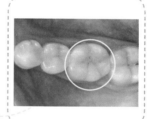

（a）嵌体修复前　　　　（b）嵌体　　　　（c）嵌体修复后

嵌体修复

图片来源：本组图片由刘伟医生、周专元技师提供。

（六）龋齿治疗后应注意什么

（1）浅龋和中龋经过治疗后可以直接使用修复体，如有轻度不适，一般会在数天后消失。

（2）深龋经过治疗后短时间内应尽量减少进食过冷或过热的食物，以避免激惹牙神经，引起敏感、疼痛

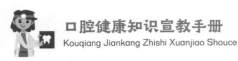
等不适症状。咬物时会感觉牙齿轻微酸软，对冷热刺激敏感的症状通常在治疗后数周消失。

（3）深龋经过治疗后，若出现自发性牙痛、夜间疼痛加重等症状，表明病情已累及牙髓，应及时联系医生重新制订方案，再次进行治疗。

扫一扫二维码
了解更多

长了蛀牙怎么办

（七） 我们该怎样预防龋齿

使用含氟牙膏刷牙，学会使用牙线和牙间隙刷清理牙缝。

"3个3"刷牙标准要记牢，即每天刷牙3次，每次3分钟，刷牙的3个"面"（内面、外面和咬合面）。

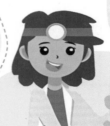

改变饮食习惯，少食含糖食物，戒烟，养成饭后漱口、刷牙的好习惯。

二 根管治疗知多少

（一）什么是根管治疗

当牙髓发生不可逆性坏死时，需要通过外科清创的方式对根管进行清理、消毒和充填，即根管治疗，也是人们常说的牙髓治疗、"杀神经"治疗。

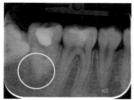 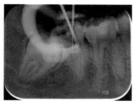 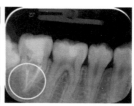

（a）根管治疗前　　　（b）根管治疗中　　　（c）根管治疗后

根管治疗

图片来源：本组图片由刘伟医生提供。

（二）什么情况下需要做根管治疗

当出现牙髓组织不能保留、牙髓出现炎症且炎症不能恢复、牙髓坏死、细菌已从牙根的根管侵入到牙槽骨进而造成根尖周炎等情况时，需要进行根管治疗。

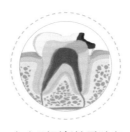 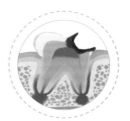

（a）不可复性牙髓炎　　　（b）根尖周炎

牙髓根尖周疾病

图片来源：本组图片由王颢璇提供。

（三）　不做根管治疗的牙齿会有什么后果

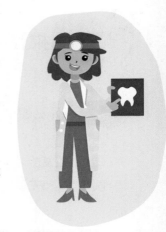

（1）若患牙髓炎的牙齿不做治疗，任其发展，则可能会引起根尖发炎，造成根尖部肿胀、疼痛。

（2）进一步发展会引起慢性炎症，例如，牙龈出现肿胀、牙龈鼓包继而引起根尖囊肿，甚至颌骨囊肿。

（3）可能造成面部肿胀、颌面部间隙感染。

（4）可能造成牙齿折裂或底穿而无法保留，最终导致牙齿需要被拔除。

（四）　完成根管治疗需要哪些流程

根管治疗的目的是彻底清除根管系统内的感染，使天然牙得以保留。治疗流程如下图所示。

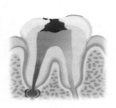

（a）去腐、开髓

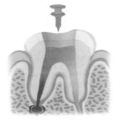

（b）建立根管通路

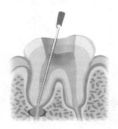

（c）清理及根管成形

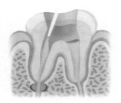

（d）根管消毒、试尖

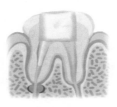

（e）根管充填

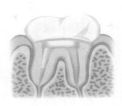

（f）补牙或冠修复

根管治疗流程

图片来源：本组图片由林佳蕊提供。

（五） 显微根管治疗神奇在哪里

（1）传统根管治疗依靠医生的裸眼观察和临床经验，但牙齿解剖结构非常复杂，裸眼往往难以观察到细微结构。而在显微镜的放大作用和优良照明效果的支持下，医生可以清楚地观察到微小的裂纹、早期龋齿和更清晰的根管走向。

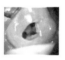

（a）裸眼

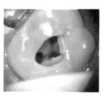

（b）放大3倍

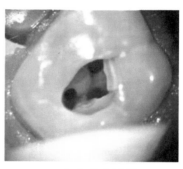

（c）放大10倍

裸眼及显微镜下观察根管治疗

图片来源：本组图片由刘伟医生提供。

（2）在显微镜下进行根管治疗可以解决各种疑难牙髓、根尖周疾病的问题，提高治疗的成功率，更好地保存患牙。

显微镜下根管治疗和常规根管治疗的成功率对比

周期	显微镜下根管治疗成功率	常规根管治疗成功率
6个月	94.8%	87.5%
18个月	95.9%	91.9%

（3）传统治疗难以避免发生器械折断于根管内的情况，这时，医生可借助显微镜将其取出，从而拯救可能被拔除的牙齿。

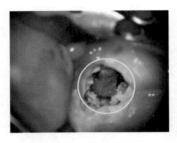 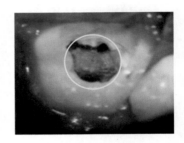

（a）根管清理前　　　　　　　（b）显微镜下根管清理后

显微镜下根管再治疗

图片来源：本组图片由刘伟医生提供。

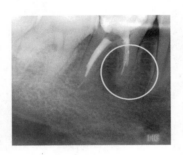 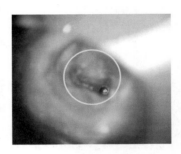

（a）器械分离　　　　　　（b）显微镜下见根管内分离的器械

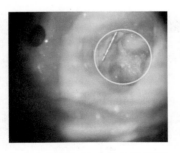 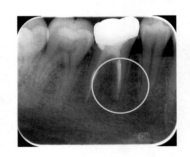

（c）显微镜下取出分离的器械　　　　（d）完成根管再治疗

显微镜下分离器械的移除

图片来源：本组图片由刘伟医生提供。

（六） 根管治疗后应注意什么

（1）经过根管治疗后，患牙应避免啃咬硬物，以免引起牙齿折裂等情况。建议尽快进行冠修复，恢复牙齿咬合关系。

（2）出现牙齿咬合痛、牙龈肿胀等情况时，需要尽快就医。

（3）保持口腔卫生健康，饭后使用牙线或冲牙器清洁口腔，每年定期进行口腔检查。

扫一扫二维码 了解更多

什么是根管治疗

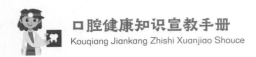

三 根管治疗后为什么要给牙齿"戴个帽子"

（一）什么是牙齿冠修复

牙齿冠修复采用覆盖牙冠表面的修复方式，在牙齿发生大面积缺损时，用以恢复牙齿的形态，改变牙齿的色泽，以便牙齿行使咀嚼功能。

（二）为什么根管治疗后的牙齿需要冠修复

接受根管治疗后，牙齿失去了神经及血管的营养供给，会变得越来越脆弱。而冠修复能恢复牙齿的外形与功能，有助于牙齿重获美观，避免咬物时牙齿折断、劈裂。因此，医生往往会建议患者在根管治疗后给牙齿"戴个帽子"或"套牙冠"。

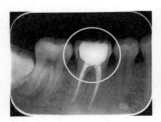
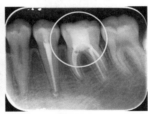
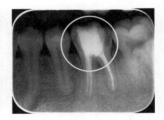

大面积牙体组织缺损

图片来源：本组图片由陈亮医生提供。

（三）根管治疗后有哪些修复方式

根据牙体组织的缺损特点，根管治疗后的修复方式有树脂充填、高嵌体、全冠修复、桩核冠修复等。

1 树脂充填

当患牙剩余健康牙体组织多，具备较好的抗力时，可用树脂材料直接修复，但这种情况往往较少。

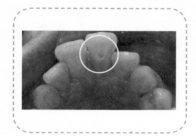

（a）树脂修复前　　　　　　　　（b）树脂修复后

树脂充填

图片来源：本组图片由陈亮医生提供。

2 高嵌体

高嵌体能嵌入牙体内部，并覆盖整个或部分𬌗面，保护剩余牙体，恢复牙体形态与功能。采用这种修复方式，牙体组织磨除量较少，可在较大程度上保存牙体组织。这是一种较微创的修复方式。

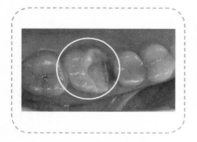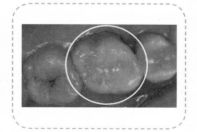

（a）高嵌体修复前　　　　　　　　（b）高嵌体修复后

高嵌体修复

图片来源：本组图片由陈亮医生提供。

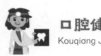
③ 全冠修复

全冠修复能覆盖全部牙尖，有效减少牙冠劈裂的风险，但需要磨除较多牙体组织，是一种传统的修复方式。

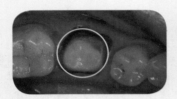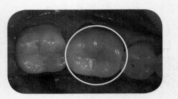

（a）全冠修复前　　　　　　（b）全冠修复后

全冠修复

图片来源：本组图片由陈亮医生提供。

④ 桩核冠修复

当牙体组织剩余很少时，需要在根管内打桩以增加牙冠的固位和稳定性，如同支撑梁支撑房屋，是一种常用的修复方式。

（四）　冠修复后应注意什么

饮食：冠修复后，应避免咬过硬食物，以免给牙齿带来过大的负荷，影响其长期使用。

口腔卫生：保持良好的口腔卫生习惯，使用牙线、冲牙器清洁牙齿。

复查：3个月或半年定期复查，如有不适，应随时联系医生就诊。

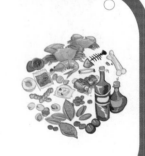

四 您知道保留天然牙的新技术吗

（一） 根尖手术是怎么回事

严重的根管解剖结构变异、迁延不愈的根尖周病变或囊肿等导致根管治疗或再治疗失败时，需要通过手术探查明确诊断，此时就需要进行根尖手术治疗。目前，在口腔显微镜的辅助下，医生能够清除根尖周的病变组织，并应用新型牙科材料促进根尖修复，从而提高手术成功率。

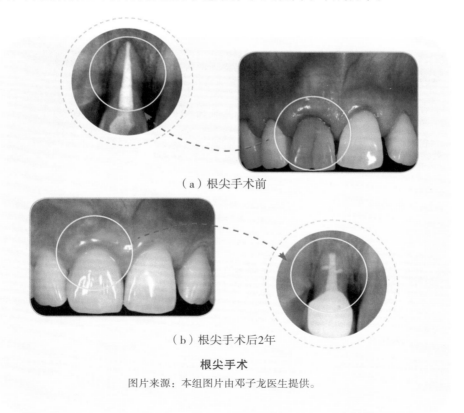

（a）根尖手术前

（b）根尖手术后2年

根尖手术

图片来源：本组图片由邓子龙医生提供。

（二）　您听说过牙髓血运重建术吗

　　牙齿的生长依赖于牙髓腔内的牙髓，其主要由结缔组织、血管和神经构成，俗称"牙神经"。牙髓一旦感染受损，就会发生渐进性坏死，从而导致牙齿失去营养、感觉和防御的能力。对于年轻恒牙，发生牙髓坏死会导致牙根停止发育。近年来，一种较新的技术逐渐被用于解决这一问题，即通过重建牙髓的血运使牙根继续发育甚至重新获得牙髓活力，这就是牙髓血运重建术。其原理主要是在完全消除牙髓腔的炎症后，以自身血液为生物支架，诱导周围组织中的干细胞分化，重建根管内的血运，形成具有部分感觉和功能的牙髓样组织，促进牙根继续发育，从而使牙齿获得新生。

　　目前，这种技术主要应用于治疗牙髓坏死的年轻恒牙。

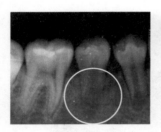 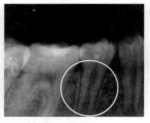 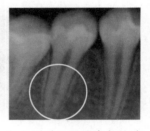

（a）牙髓血运重建术前　　（b）牙髓血运重建术后6个月　（c）牙髓血运重建术后1年

牙髓血运重建术

图片来源：本组图片由徐稳安医生提供。

（三）　意向性牙再植术是什么

　　把牙齿拔出来，修一修，再种回去——这就是意向性牙再植术。

　　当牙齿发生根管治疗和根尖手术都难以治愈的根尖周疾病时，意向性牙再植术可能是保存患牙最后的方法。无创拔除患牙后，医生快速在体外完成牙齿治疗，将患牙再次植回牙槽窝并固定，从而达到控制感染、保存患牙的目的。

目前，意向性牙再植术短期成功率可高达90%，并且牙再植性价比较种植牙更高，失败后依然可以采用种植牙的方法治疗。

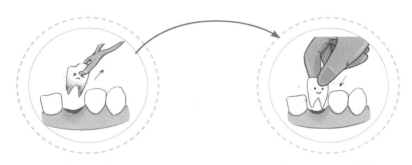

（a）无创拔除病变患牙　　　　　　（b）意向性再植入治疗后患牙

意向性牙再植术过程

图片来源：本组图片由王颢璇提供。

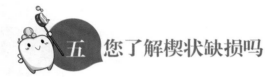

五 您了解楔状缺损吗

楔状缺损多见于中年以上患者，常见于口角附近的牙齿（尖牙、前磨牙），且比起下颌牙，更多见于上颌牙。

（一） 什么是楔状缺损

楔状缺损是一种非龋性牙颈部慢性损伤，典型的缺损由两个夹面组成，外形酷似木匠用的楔子，因而被称为楔状缺损。

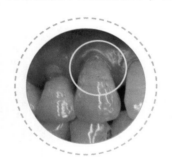 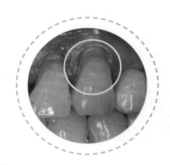

牙颈部楔状缺损

图片来源：本组图片由王侗飞医生提供。

（二） 楔状缺损是如何形成的

（1）楔状缺损与长期刷牙不当有密切关系，尤其是横向刷牙。研究发现，楔状缺损的严重程度与牙刷刷毛的硬度、牙膏中颗粒的大小、刷牙力度均有直接关系。所以，楔状缺损也被称为"刷出来的牙病"。

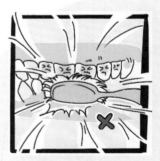

横向大力刷牙

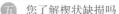

（2）牙颈部组织结构天然薄弱，牙釉质覆盖得较少，耐磨能力差。

（3）牙菌斑形成大量的酸、龈沟内的酸性分泌物、唾液pH偏低、酸性食物、胃病反酸、接触酸的工作都可能使牙齿硬组织脱钙溶解，造成楔状缺损。

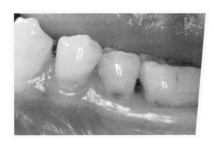
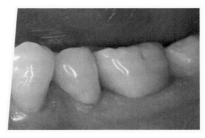

（a）楔状缺损治疗前　　　　　　　　（b）楔状缺损治疗后

牙齿楔状缺损

图片来源：本组图片由刘伟医生提供。

（三）出现楔状缺损会有什么感觉

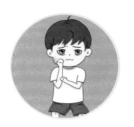

（1）浅度缺损：可有轻度敏感症状。

（2）中度缺损：遇到冷、热、酸、甜等刺激可有敏感症状，也可能不出现敏感症状。

（3）深度缺损：如果牙髓腔暴露，会出现较强烈的对冷、热、酸、甜等刺激的敏感症状，牙髓坏死一般无自觉症状。

（四）楔状缺损有必要"补"吗

楔状缺损不会自行修复，发现后应及时治疗，否则进一步发展可导致牙髓根尖周病或牙冠折断。根据缺损程度，可进行如下处理：

（1）缺损不深、症状不明显者可不做处理。

（2）有过敏症状者可做脱敏治疗。

（3）缺损较深者可行充填修复。

（4）缺损达到牙髓腔，有牙髓感染或根尖周病时，应在做根管治疗后进行冠修复。

（5）牙齿横折者，视情况可在根管治疗术完成后行桩核冠修复。

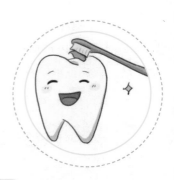

（五）楔状缺损治疗后应注意什么

口腔卫生：选用软毛牙刷，使用正确的刷牙手法，避免横向刷牙。

饮食习惯：纠正偏侧咀嚼习惯，避免咬异物、硬物等不良习惯。

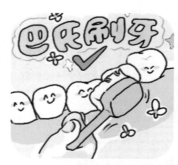

消除病因：调整咬合，避免咬合干扰。

预防：定期进行口腔检查。

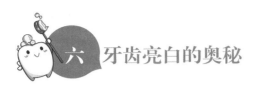

六 牙齿亮白的奥秘

正常牙齿颜色为淡黄半透明色。当牙釉质、牙本质和牙髓三层组织的任何一个部位发生改变时，都可能导致牙齿颜色发生改变。

（一） 牙齿为什么越来越黄

① 牙齿外源性着色

牙齿外源性着色主要由茶、烟、红酒、巧克力等含有的某些矿物质和人们唾液中的矿物质所致，可在每天有效刷牙，定期洗牙、喷砂的基础上再进行漂白治疗。

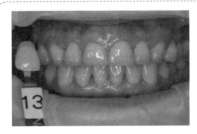 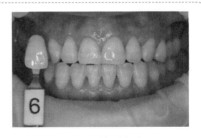

（a）牙齿外漂白术前　　　　　　　（b）牙齿外漂白术后

牙齿外漂白术

图片来源：本组图片由刘伟医生提供。

② 牙齿内源性着色

牙齿内源性着色是指因牙齿发育不良、牙髓坏死或色素沉积于牙齿深层组织而引起的牙齿变色，如四环素牙、氟斑牙等，可以通过漂白技术和贴面修复技术进行美白治疗。

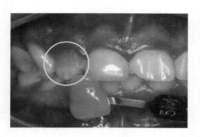
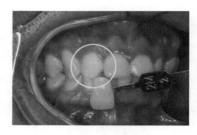

（a）牙齿内漂白术前　　　　　　　　（b）牙齿内漂白术后

牙齿内漂白术

图片来源：本组图片由陈亮医生提供。

（二）牙齿是如何变白的

　　牙齿漂白是指使用化学药物氧化牙齿中的有色物质，从而使牙色变浅的方法。其优点是对牙齿创伤小，甚至无创，操作简单，费用较低；缺点是漂白效果不易预测，疗效不具有永久性。

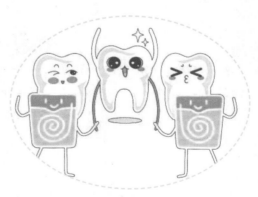

（三） 牙齿漂白有哪些方法

1 诊室漂白

诊室漂白是指医生使用高浓度的漂白药物作用于牙齿表面，并且通过冷光、激光或加温等辅助手段达到漂白效果。由于药物作用时间短，药效主要集中在浅层，短时间内效果明显，但效果持续时间短。

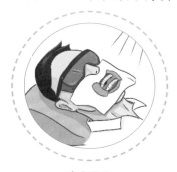

诊室漂白

2 家庭漂白

家庭漂白是指在专业医生指导下，在家坚持定期使用低浓度的漂白药物。漂白药物缓慢渗透到牙齿深部，达到漂白目的。家庭漂白虽然疗效慢，但效果持续时间长。

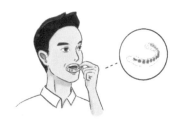

家庭漂白

3 联合漂白

采用诊室漂白协同家庭漂白的方法以提高漂白效果，缩短漂白治疗

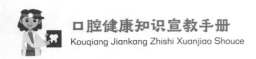

周期，该技术被称为联合漂白方案。该方案的过程是，先进行1次诊室漂白，再进行7天家庭漂白。研究结果显示，联合漂白方案的漂白效果明显优于单次诊室漂白，已被临床医生广泛使用。

（四） 牙齿漂白对牙齿有伤害吗

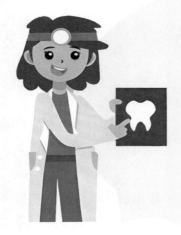

目前认为，正确使用漂白技术对于人体是安全的。根据个人情况正确使用漂白产品，在治疗过程中使用或不使用光照都不会对人的牙齿表面及牙齿本身产生结构上的伤害，也不会对牙髓组织造成损伤，且术后的敏感症状是可逆的。

（五） 牙齿漂白后应注意什么

（1）牙齿漂白后牙面较粗糙，应尽可能避免食用或饮用带有色素的食物或饮料，如咖喱、咖啡、茶等。

（2）部分患者短时内会出现牙齿敏感症状，应注意避免冰冷、酸性食物或饮料对牙齿的刺激。

（3）注意口腔卫生，定期复查。

牙周黏膜病科
健康宣教

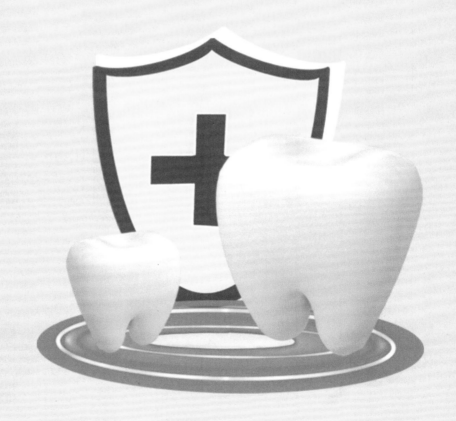

　　众所周知，牙周病与全身健康密切相关，如心脑血管疾病、糖尿病等。第四次全国口腔健康流行病学调查显示：全国12岁年龄组牙周健康率为41.6%，牙周健康率随着年龄的增长而逐渐下降。35～44岁年龄组中只有47.8%的人每天刷牙2次，2%的人每天使用牙线（如下图所示）。由此可见，在我国，牙周病患病率高，且口腔健康行为养成率低。另外，口腔黏膜病多是全身系统疾病的局部表现，而大多数人对其知之甚少。因此，改善牙周、口腔黏膜健康状况，口腔健康知识宣教具有关键作用。

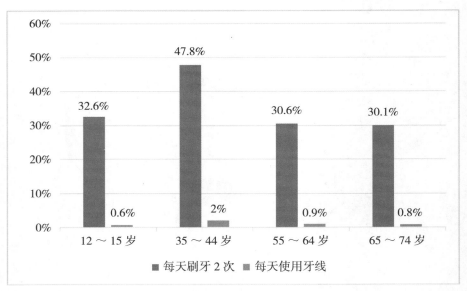

各年龄组刷牙及牙线使用情况

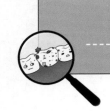

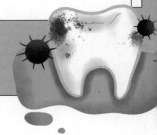

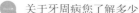

 关于牙周病您了解多少

牙周病在我国成人中的发病率高达80%以上，是导致成人缺牙的首要原因。牙周病一般分为牙龈病和牙周炎两大类疾病。牙周病早期除偶尔刷牙出血外，没有其他明显症状，因此极易被人们忽视。发现有明显症状时，往往都已经进展到牙周病中晚期，牙齿已开始松动，甚至即将脱落。

（一）哪些表现提醒您有慢性龈炎

慢性龈炎作为牙周病的早期阶段，最典型的特症是牙龈红肿、易出血。

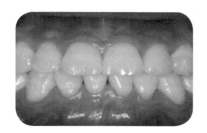　　　　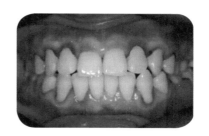

（a）健康牙龈　　　　　（b）患有慢性龈炎的牙龈

健康牙龈和慢性龈炎的对比

图片来源：本组图片由王侗飞医生提供。

健康牙龈和慢性龈炎的区别

类型	健康牙龈	慢性龈炎
色泽	粉红色	鲜红或暗红色
外形	龈缘菲薄、呈扇贝状	龈缘变厚、球状增生
质地	致密而坚韧	松软脆弱、缺乏弹性
症状	无	牙龈出血、口臭等

（二） 哪些表现提醒您有牙周病

　　牙周病早期一般无明显不适，但牙周组织长时间处于慢性感染的状态。如果未得到及时治疗，牙齿会开始松动、移位，最后逐渐脱落。

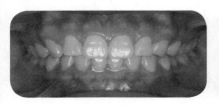
（a）健康牙周

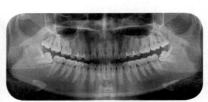
（b）健康牙周全景片

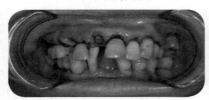
（c）牙周病

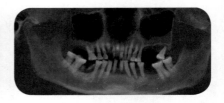
（d）牙周病全景片

健康牙周和牙周病的对比
图片来源：本组图片由江山医生提供。

健康牙周和牙周病的区别

类型	健康牙周	牙周病
牙龈	色粉，质坚，龈缘菲薄	肿胀出血、萎缩
牙槽骨吸收	无	有
症状	无	对冷和热敏感、咬物酸软、口腔异味、牙齿松动或移位、牙齿脱落等

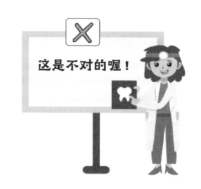

牙龈红肿出血是因为上火，过几天就会好，不用看牙医。

这是不对的喔！

（三）　为什么会得牙周病

在日常生活中，若不注意及时清洁口腔卫生，细菌就会在牙齿表面逐渐堆积，它们会与食物碎屑、脱落的口腔上皮等混合形成一层叫作牙菌斑的黏性生物膜。如果牙菌斑长期停留在牙齿表面，没能及时被清除干净，则会逐渐被唾液中的钙、磷等无机盐矿化，在牙齿表面形成一层坚硬且表面粗糙的牙结石。粗糙的牙结石表面更容易滋生细菌，导致疾病的发生、发展。

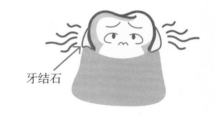

牙结石

（四）　哪些人最容易得牙周病

1　糖尿病患者

（1）糖尿病患者更容易得牙周病，血糖控制不佳的糖尿病患者牙周治疗效果较差。

（2）糖尿病患者的牙周病得到控制，也有助于其控制血糖。

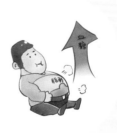

② 吸烟人群

（1）吸烟者口腔卫生一般较差，牙菌斑沉积多，牙结石形成增加。

（2）吸烟可使免疫力下降，降低牙周组织对感染的抵抗力。

（3）吸烟会使血管收缩，造成局部血液循环障碍，使牙龈呈慢性炎症状态。

③ 孕妇

（1）妊娠期间，孕妇饮食习惯、口腔卫生习惯的改变会导致口腔环境发生变化。

（2）孕激素、雌激素水平的增高，使牙龈炎症的发生率及严重程度明显增加。

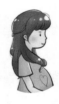

④ 精神压力大者

（1）精神压力过大会影响身体抵抗力。

（2）精神压力大者可能会因为吸烟量增加、过度饮酒、忽略口腔卫生等因素而加重牙周炎。

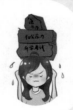

⑤ 艾滋病患者

据统计，约有30%的艾滋病患者首先在口腔出现症状，其中不少症状位于牙周组织，如线性龈红斑、坏死性溃疡性龈炎、坏死性溃疡性牙周炎等。

二 牙周病基础治疗——菌斑控制

（一） 您知道菌斑吗

菌斑是一种黏附于牙面的薄而无色的物质，仅凭肉眼很难观察到。将菌斑染色剂涂布于牙面上，可清晰地看到菌斑堆积的部位，让患者深刻认识到口腔卫生的重要性。

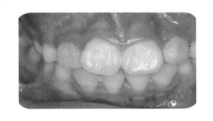
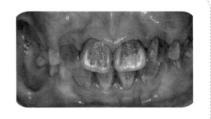

（a）染色前　　　　　　　　　　（b）染色后

菌斑染色

图片来源：本组图片由王侗飞医生提供。

（二） 如何控制菌斑

控制菌斑的方法较多，有机械的方法和化学的方法，但目前仍以机械清除菌斑的效果最为确切。其中，机械的方法包括巴氏刷牙法、使用牙线及牙间隙刷。

① 巴氏刷牙法

将刷毛对准牙龈与牙齿交界处，斜向牙龈，与牙面呈45°角。毛刷末端一部分进入龈沟，一部分在沟外并进入邻面，小范围水平颤动4～5次，幅度约1 mm，每次刷2～3颗牙齿。随后更换牙位，挨个逐步清洁每一颗牙齿的内外两侧。每次刷牙时间不少于3分钟，至少每天早晚各刷1次。

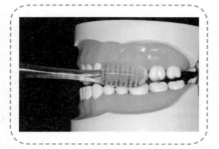

（a）刷毛在水平方向短距离颤动

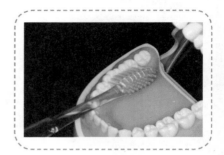

（b）朝咬合方向拂刷

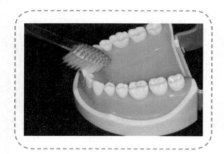

（c）刷上下前牙时将牙刷竖起来上下来回刷

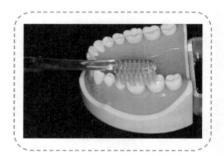

（d）刷咬合面时短距离来回刷

巴氏刷牙法

图片来源：本组图片由周专元技师、卢思贝护士提供。

扫一扫二维码
了解更多

如何正确刷牙

② 牙线

牙线可有效清除牙缝中的牙菌斑及牙垢，应在每次进食后使用。当牙线通过牙间隙时，手指应以拉锯式向牙龈方向用力，切勿直上直下地将力量作用于牙龈，以免损伤牙龈。牙线分为线状牙线和牙线棒。

（1）线状牙线。

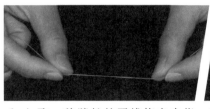
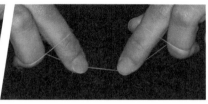

（a）取一前臂长的牙线绕在中指上，用拇指和食指捏住牙线，中间留3～4 cm的距离

（b）绷紧牙线，用食指控制牙线移动

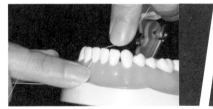

（c）前后拉锯式用力，轻微向牙缝施压，将牙线放入牙缝内

（d）将牙线呈"C"形包绕牙面，上下滑动清洁牙齿表面

线状牙线的使用方法

图片来源：本组图片由周专元技师、卢思贝护士提供。

（2）牙线棒。

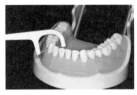
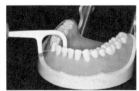
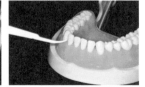

（a）牙线棒由拉线的两侧前后轻柔滑入牙缝

（b）将牙线贴着两侧齿面上下轮流滑出

（c）可利用尾端除去牙垢与食物残渣

牙线棒的使用方法

图片来源：本组图片由周专元技师、卢思贝护士提供。

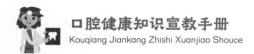

如何正确使用牙线棒

③ 牙间隙刷（牙缝刷）

牙间隙刷又称牙缝刷，可有效清除牙缝中的牙菌斑及食物残渣，适用于牙缝较大的人群。使用时应注意选择大小合适的牙间隙刷，以稍有阻力通过牙缝为宜，切勿用力过大。若强行通过牙缝，则可能会损伤牙龈，造成不必要的牙周损伤。

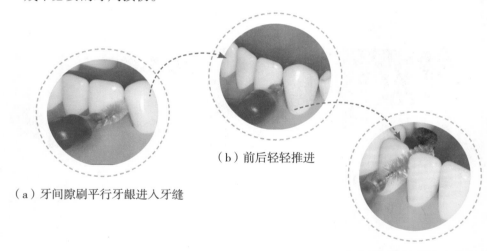

（b）前后轻轻推进

（a）牙间隙刷平行牙龈进入牙缝

（c）刷毛便会带出食物残渣

牙间隙刷的使用方法

图片来源：本组图片由周专元技师、卢思贝护士提供。

如何正确使用牙间隙刷

三 牙周病基础治疗——龈上洁治术

（一） 什么是洗牙

　　龈上洁治术就是我们常说的洗牙，是指用洁治器械去除龈上的菌斑、牙石、软垢和色素等。牙齿表面色素沉着严重者还需要进行喷砂、抛光，以延迟菌斑和牙石的再沉积。

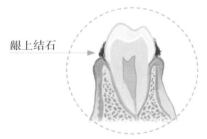
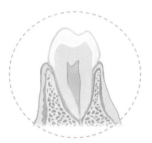

龈上结石

龈上洁治术前　　　　　　　　　　龈上洁治术后

龈上洁治术

图片来源：本组图片由林佳蕊提供。

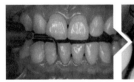
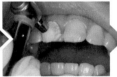
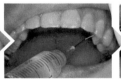
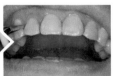

（a）超声波洁牙　　（b）牙面抛光　　（c）冲洗　　（d）上药

洗牙的流程

图片来源：本组图片由卢思贝护士提供。

（二） 害怕洗牙怎么办——舒适化洁牙

　　舒适化洁牙是使用笑气–氧气吸入镇静技术，结合心理疏导等，通过四手操作及各种先进的监测仪器，以缓解患者洗牙过程中的紧张、焦虑及恐惧情绪，为患者提供安全、无痛、舒适的洗牙体验。

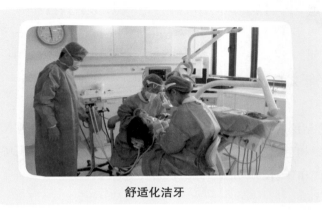

舒适化洁牙

图片来源：本图片由周专元技师提供。

（三）　洗牙对牙齿有伤害吗

正规的洗牙是通过超声波的高频振动击碎牙结石，洗牙工具的工作尖没有切割能力，并不会损伤牙面。洗牙后感觉到的牙缝变大、牙齿松动并不是洗牙造成的，而是因为很久没有洗牙，已经发展到中重度牙周病才出现的。若此时还不注重牙周健康，则会导致牙周病持续加重，甚至出现牙齿脱落的现象。

（四）　多久洗一次牙比较合适

洗牙频率因人而异，一般建议每年1～2次。口腔卫生不良者、牙周病患者或者吸烟者则需增加洗牙的次数。

（五）　洗牙疼吗，会出血吗

一般来说，洗牙不疼，但牙齿比较敏感的人可能会感到酸痛不适，可通过调节超声波振动频率或舒适化治疗等缓解敏感。如果平时刷牙会出血、牙龈炎症较重、牙结石较多，洗牙时多半会出血。

（六）　洗牙后牙齿会变白吗

事实上，牙齿本身的颜色是偏淡黄色，洗牙将牙面上的牙结石及色素去除干净，并不能改变牙齿本身的颜色。

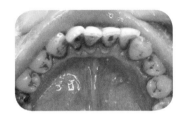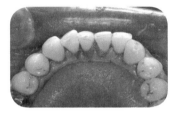

（a）洗牙前　　　　　　　　　　　　（b）洗牙后

洗牙前后对比

图片来源：本组图片由王侗飞医生提供。

（七）　洗牙后应注意什么

牙龈上药后半小时内不要刷牙、漱口、吃东西，口内不做舔、吸的动作，当日不进食过热的食物，以免造成牙龈进一步出血。

洗牙后可能会出现敏感的症状，无须特殊处理，1周内不要进食过冷或过热的食物，以免刺激加重敏感。如症状严重，可使用脱敏牙膏。一般在1周后敏感不适症状会逐渐消失。

洗牙后，牙龈症状得到控制，红肿消退后，牙缝会变大，这是牙齿的真实状态。

保持良好的口腔卫生习惯，正确刷牙和使用牙线。建议每天早晚各刷1次牙，也可在午饭后增加1次。定期进行口腔检查，每年洗牙1～2次。

四 牙周炎基础治疗——龈下刮治术

（一） 龈下刮治术是怎么回事

龈下刮治术需要使用精细的刮治器械，消除肉眼不能直接看到的龈下菌斑和牙石等，从而消除牙龈深处的炎症。

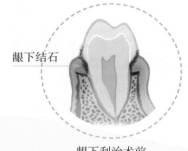
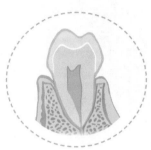

龈下结石

龈下刮治术前　　　　　　　　　　龈下刮治术后

龈下刮治术

图片来源：本组图片由林佳蕊提供。

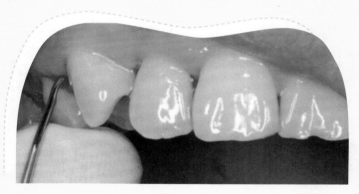

龈下刮治

图片来源：本图片由王侗飞医生提供。

（二）　**龈下刮治术后应注意什么**

麻醉药效过后可能会有疼痛，可遵医嘱服用镇痛药以缓解疼痛。炎症较重时，可按医嘱服用抗生素，并观察服药后有无不良反应。

术后避免舔、吸术区或反复吐唾液，当日不进食过热、过硬的食物，以免引起出血。

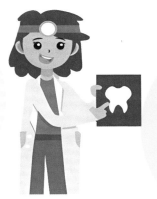

术后伤口渗血属于正常情况，若持续大量出血，应及时就诊处置。

注意保持口腔清洁，术后当天正常刷牙。为保证治疗效果，防止牙周病复发，复诊间隔时间不宜超过6个月。

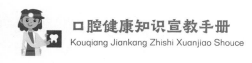

五 牙周病还有哪些治疗手段

（一） 药物治疗

牙周病药物治疗主要针对病原微生物和调节宿主防御功能两大类，可通过全身或局部辅助治疗，来达到治疗牙周病的目的。

（二） 手术治疗

若基础治疗不能使牙周炎症得到有效控制，则需要进行牙周手术。病情不同，需要采取不同的手术方法，如翻瓣术、膜龈手术、引导骨组织再生术等。

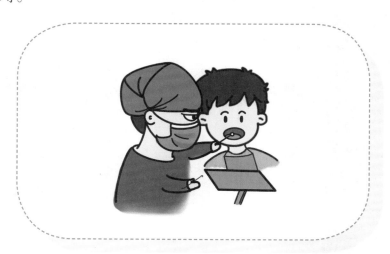

六　您了解复发性阿弗他溃疡吗

（一）复发性阿弗他溃疡是怎么回事

复发性阿弗他溃疡又称复发性口腔溃疡，是发病率较高的一种口腔黏膜疾病。免疫、遗传、消化道疾病、心情郁闷、精神紧张、过度疲劳等一种或多种因素都有可能引起复发性阿弗他溃疡。

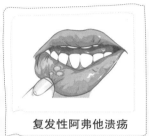

复发性阿弗他溃疡

图片来源：本图片由张曦月提供。

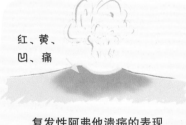

红、黄、凹、痛

复发性阿弗他溃疡的表现

图片来源：本图片由张曦月提供。

复发性阿弗他溃疡是以口腔黏膜反复发作且具有"红、黄、凹、痛"的表现为主要临床特征的圆形或椭圆形溃疡，即溃疡周围有红晕带、表面覆盖黄色假膜、中央凹陷、疼痛明显，具有复发性、周期性、自愈性的特点。

（二）复发性阿弗他溃疡出现哪些情况需要提高警惕

（1）口腔溃疡超过2周未痊愈。

（2）溃疡合并出现白斑、红斑。

（3）口腔中无明显原因的反复出血。

（4）两颊黏膜出现白斑或溃疡。

（5）说话或吞咽时发生困难。

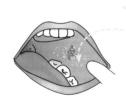

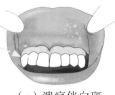

（a）溃疡伴白斑

（b）溃疡伴红斑

复发性阿弗他溃疡异常症状

图片来源：本组图片由张曦月提供。

（三） 如何预防复发性阿弗他溃疡

营养均衡，饮食清淡，保持规律的饮食习惯。避免进食粗硬、过烫的食物，以免对黏膜造成损伤。

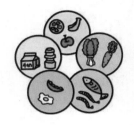

保证充足的睡眠时间，提高睡眠质量，保持愉悦的心情，避免焦虑。

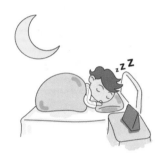

保证适当的运动量，每天定时排便，必要时多食用富含纤维的食物。

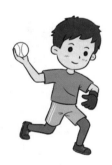

保持良好的口腔卫生，若口腔内有诱发溃疡的因素，应及时处理。

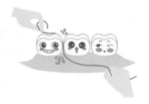 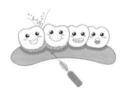 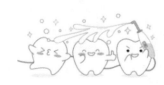

儿童口腔科
健康宣教

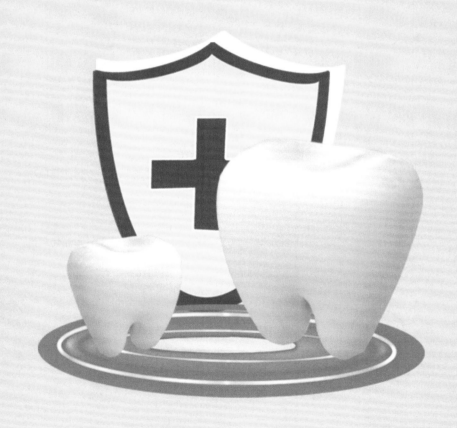

　　龋齿是一种常见的口腔疾病，被世界卫生组织列为人类重点防治疾病之一。儿童是龋齿的高发人群。2017年第四次全国口腔健康流行病学调查显示，我国5岁儿童乳牙患龋率为70.9%，12岁儿童恒牙患龋率为34.5%，分别比2007年前上升了5.8%和7.8%，儿童患龋情况已呈现上升趋势（如下图所示）。随着生活方式和饮食习惯的改变，患龋率不断增加，影响了儿童的身心健康和成长，因此，加强对儿童龋齿的预防保健具有重要意义。

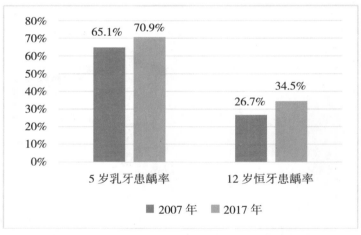

2007年、2017年5岁和12岁年龄组患龋率变化趋势

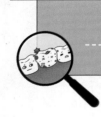

一 关于儿童涂氟您了解多少

儿童牙齿涂氟是目前国际上公认的防龋措施，是指将含氟材料涂抹在牙齿表面，形成一层保护膜，该膜能向牙齿持续地释放出氟离子，促进牙齿矿化，阻止酸的侵蚀，达到预防龋齿的作用。

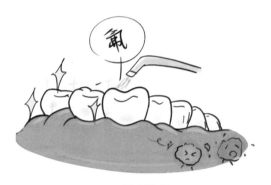

牙齿涂氟

图片来源：本图片由张嘉仪提供。

（一） 为什么要涂氟

儿童喜食甜食，加上刷牙很难刷到位，牙齿表面会形成白色斑块，如果任其发展，牙齿表面就会慢慢变软，最终形成龋齿，也就是我们俗称的蛀牙、虫牙。定期进行含氟材料涂布可以促进牙釉质再矿化，增强牙齿抗酸防蛀的能力，抑制细菌，减少产酸，从而达到坚固牙齿和预防龋齿发生的目的。

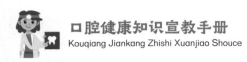
（二）　儿童应该从几岁开始涂氟

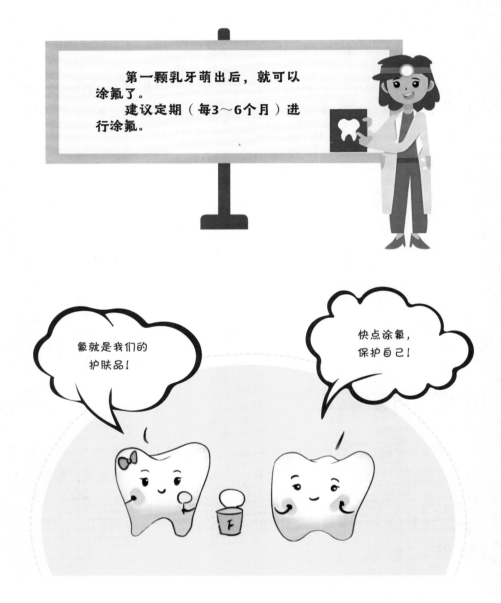

第一颗乳牙萌出后，就可以涂氟了。

建议定期（每3～6个月）进行涂氟。

氟就是我们的护肤品！

快点涂氟，保护自己！

（三） 涂氟后应注意什么

（1）涂氟后半小时内勿饮水、进食。

（2）涂氟半小时后，可正常饮水，4小时内避免咀嚼硬物和黏性食物，可选择牛奶、汤、粥等（半）流食。

（3）涂氟后至少4小时内避免使用牙间隙刷或牙线，24小时内不刷牙。

（4）涂氟只是定期操作的预防龋齿措施，如有龋齿，仍需要进一步就医。

（5）涂氟不能代替刷牙。掌握正确的刷牙方法，每日使用含氟牙膏，是预防龋齿发生的最好方法。使用含氟牙膏时要控制好用量，3岁以内儿童含氟牙膏用量为米粒大小，3～6岁儿童含氟牙膏用量为豌豆大小，6岁以上者含氟牙膏用量为黄豆大小。

扫一扫二维码
了解更多

什么是涂氟

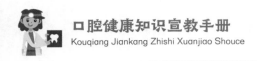

二 有必要做窝沟封闭吗

　　在儿童的口腔中，牙齿表面有许多凹凸不平的沟槽，细菌和食物残渣容易积聚于此，很难清洁干净，这些沟槽便成了龋齿的高发地带。窝沟封闭是目前国际上常见且有效的预防龋齿的方法。

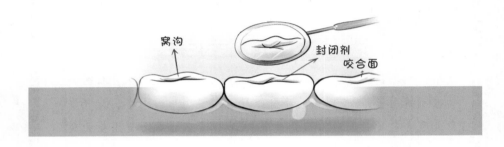

（一） 您了解窝沟封闭吗

　　窝沟封闭是预防儿童龋齿的有效方法之一。它把一种对人体无害的有机高分子树脂材料涂在牙齿深窝沟内，待材料硬固后，会在窝沟中形成一层保护性屏障，隔绝细菌对牙齿的腐蚀，从而预防龋齿。

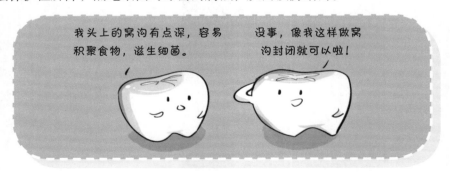

（二） 什么时候可以做窝沟封闭

做窝沟封闭的最佳时期是有窝沟的牙齿完全萌出，且尚未发生龋坏时。适宜做窝沟封闭的年龄为：

乳磨牙：3～4岁。

第一恒磨牙（六龄牙）：7～8岁。

前磨牙、第二恒磨牙：11～12岁。

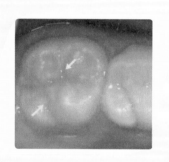

（a）窝沟封闭前

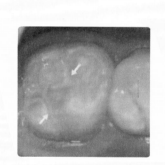

（b）窝沟封闭后

窝沟封闭

图片来源：本组图片由徐稳安医生提供。

（三） 牙齿龋坏还可以做窝沟封闭吗

如果龋坏的部位刚好就在窝沟处，已经不存在正常的窝沟形态，则不可做窝沟封闭。如果龋坏的部位不在窝沟处，或者一部分在窝沟处，那么没有龋坏的窝沟部分可以做窝沟封闭。

（四） 窝沟封闭后应注意什么

（1）接受窝沟封闭治疗后会有轻微的咬合不适，属于正常现象，一般2～3天即可缓解。

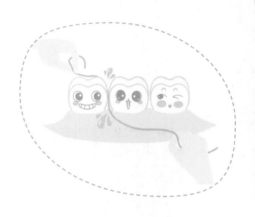

（2）3天内避免进食过硬、过黏食物，如骨头、口香糖、年糕等。

（3）窝沟封闭只能预防窝沟处的龋坏，无法预防牙齿其他面的龋坏，因此，即使做了窝沟封闭，仍然需要加强对牙齿的日常清洁，使用牙线清洁牙齿间隙。

（4）定期（每3～6个月）进行口腔检查，如发现有封闭材料磨耗严重、部分或者全部脱落的情况，则需要重新进行窝沟封闭。

扫一扫二维码

了解更多

什么是窝沟封闭

三 乳牙龋坏要治疗吗

许多家长认为乳牙迟早要换，所以对乳牙的健康不太重视。殊不知，乳牙坏了会对儿童造成很大的影响！早发现、早治疗才能让儿童健康成长。

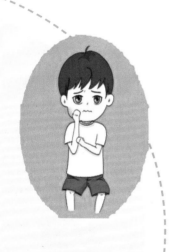

（一）乳牙为什么容易龋坏

儿童爱吃甜腻细软的食物，残留在牙齿上的食物易发酵产酸，加上儿童口腔自洁能力差，更易导致乳牙龋坏。

（二）乳牙龋坏有什么影响

乳牙龋坏不仅影响儿童的咀嚼功能及面形，影响美观，还会影响营养吸收和恒牙胚的生长发育。

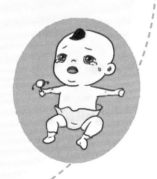

（三）乳牙龋坏有什么特点

（1）患龋率高、发病时间早。

（2）龋齿多发且波及范围广，在儿童的口腔内，多数乳牙可同时患龋，也常见在一个牙的多个牙面同时患龋。

（3）龋齿发展速度快，牙体组织可因

龋坏而很快崩解，在短时间内转变为牙髓炎、根尖周炎，甚至形成残根、残冠。

（4）自觉症状不明显，易忽略。

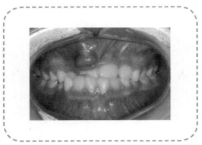
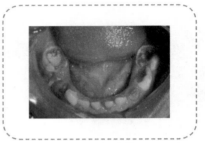

（a）慢性根尖周炎　　　　　　　　　（b）残根、残冠

乳牙龋坏的发展特点

图片来源：本组图片由徐稳安医生、钟妮医生提供。

（四）　龋坏的乳牙该怎样处理

① 早期浅的龋坏

清理掉龋坏的组织后，用合适的材料对龋洞进行修补，以恢复牙齿形态和咬合功能。

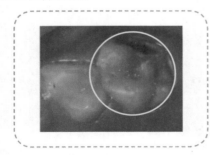
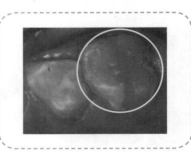

（a）浅龋治疗前　　　　　　　　　（b）浅龋治疗后

浅龋治疗

图片来源：本组图片由徐稳安医生提供。

② 较大较深的龋坏

如果龋坏没有深入牙神经，则只需清理龋坏的部分并对龋洞进行修补，再给乳牙套一个"小牙冠"，即可保护牙齿并增加牙齿的强度，让咀嚼更有力，还可避免补牙材料脱落或牙齿再度龋坏。

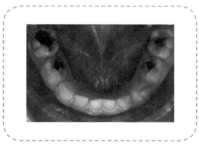

（a）深龋治疗前　　　　　　　　（b）深龋治疗后

深龋治疗

图片来源：本组图片由徐稳安医生提供。

③ 乳牙龋坏到牙神经该如何处理

通过根管治疗将牙齿内部根管清理干净，把可吸收材料充填进乳牙，再将牙齿补起来，套上"小牙冠"，延长乳牙的使用时间。

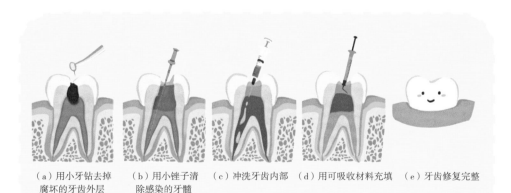

（a）用小牙钻去掉　（b）用小锉子清　（c）冲洗牙齿内部　（d）用可吸收材料充填　（e）牙齿修复完整
腐坏的牙齿外层　　除感染的牙髓

乳牙根管治疗过程

图片来源：本组图片由王颢璇提供。

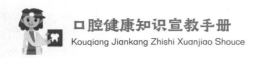
④ 哪些情况下不能保留患牙

这些情况下患牙不能保留：牙冠破坏严重，或因龋坏形成残冠、残根；患有根尖周炎的乳牙，炎症涉及恒牙牙胚；乳牙牙根因感染而吸收，乳牙松动明显；因外伤无法保留者。以上情况需要拔掉被感染的乳牙。若乳牙早失，则需要做一个间隙保持器，为恒牙的生长预留位置。

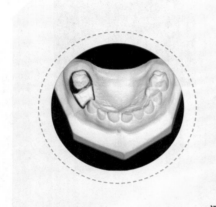
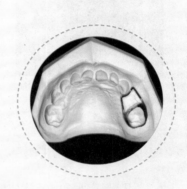

间隙保持器
图片来源：本组图片由周专元技师提供。

四 牙齿的"盔甲"——金属预成冠

（一）为什么要给乳牙做"小牙冠"

金属预成冠俗称"小牙冠"，它可以恢复乳牙外形，增加乳牙强度，让咀嚼更有力，还可避免补牙材料脱落或牙齿再度龋坏。

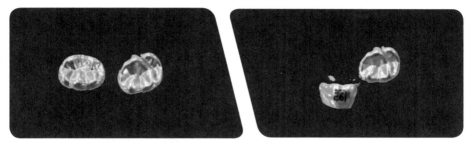

金属预成冠

图片来源：本组图片由周专元技师提供。

（二）戴上"小牙冠"后应注意什么

（1）24小时内尽量避免使用患牙咀嚼，初戴时需要一个适应的过程，一般1周内不适症状会得到缓解。若超过2周不适症状仍然持续，则应及时联系医生复诊。

（2）应先进食松软食物，等适应后再正常饮食，勿进食过黏及过硬食物，如骨头、口香糖、年糕等。

（3）保持口腔清洁，养成刷牙及使用牙线的良好习惯。

（4）定期（每3～6个月）复查。如发生冠脱落、穿孔及冠缘炎症，应及时就诊。

五　让孩子拥有自信的笑容——乳前牙透明冠

经常有家长说："孩子因为满口小黑牙，总被幼儿园的小朋友嘲笑，所以不爱说话，做什么都没自信心。"那么，有没有让小朋友的黑牙变白，恢复自信的秘密武器呢？答案是乳前牙透明冠！

（一）什么是乳前牙透明冠

乳前牙透明冠是一种用于修复儿童乳前牙的预先成型的外壳，与天然乳前牙外形相似。

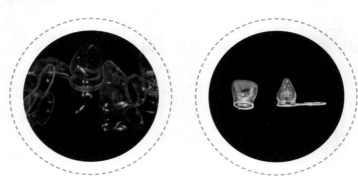

乳前牙透明冠

图片来源：本组图片由徐稳安医生、周专元技师提供。

（二）什么样的牙齿需要做乳前牙透明冠

乳前牙透明冠适用于不同原因所致的乳前牙大面积缺损，如龋病、牙外伤、釉质发育不全等。

乳前牙透明冠的优点较明显。首先，乳前牙透明冠与天然乳前牙外形相似，可恢复患牙的美观效果；其次，固位较好，不易脱落，且不易产生继发龋坏；最后，操作相对简便，可缩短临床治疗时间。

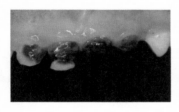
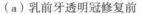

（a）乳前牙透明冠修复前

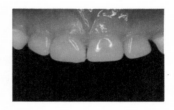

（b）乳前牙透明冠修复后

乳前牙透明冠修复

图片来源：本组图片由徐稳安医生提供。

（三） 做乳前牙透明冠后应注意什么

（1）勿使用修复后的前牙啃咬食物。

（2）保持口腔卫生，勿食用色素过多的食物，以防止修复体着色。

（3）若患牙龋坏过深，后期发生局部疼痛、肿胀等，则需要进行根管治疗。

（4）定期（每3～6个月）复查。

六 带您了解牙齿摔伤后的处理办法

儿童活泼好动，爱追逐打闹，缺乏足够的自我保护意识，摔跤容易造成牙外伤。而门牙位于牙弓最外面，最容易受伤。有研究指出，乳牙外伤多发生于1～2岁儿童，恒牙外伤多发生于7～9岁儿童。

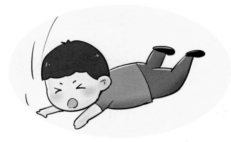

（一） 什么是牙外伤

牙外伤是牙齿受急剧创伤所引起的牙体硬组织、牙髓组织和牙周支持组织的损伤。

① 牙齿无松动或轻微松动是否需要处理

（1）及时就医以进行专业的检查与评估。

（2）进食软质食物，避免二次撞击伤，并注意口腔清洁。

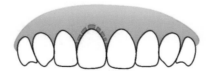

牙齿轻微松动

图片来源：本图片由张嘉仪提供。

❷ 牙齿折断该如何处理

（1）尽快就医。

（2）避免进食冷、热、酸、甜等刺激性食物，避免牙髓受刺激。

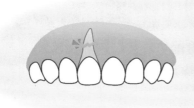
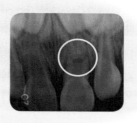

牙根折断

图片来源：本组图片由张嘉仪、郑晓医生提供。

❸ 牙齿挫入或脱出怎么办

牙齿挫入即整颗牙看上去变短。牙齿脱出即整颗牙完全脱落。

这两种情况可能伴有牙龈的撕裂、出血甚至牙槽骨的骨折。遇到这种情况，家长要保持镇静，找到脱落的牙齿并湿润保存，带孩子尽快就医。

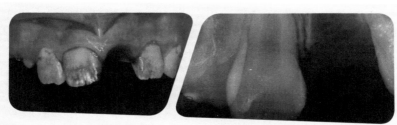

（a）牙齿完全脱出术前

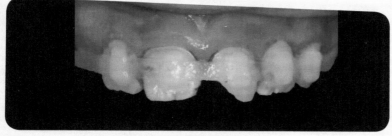

（b）牙齿再植术中

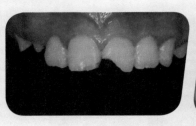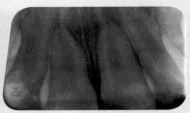

（c）牙齿再植术后

牙齿脱出再植术

图片来源：本组图片由郑晓医生提供。

（二）牙外伤的注意事项要牢记

（1）尽量在30分钟内就医。越早再植，成功率越高。

（2）脱位牙齿切忌干燥保存，避免揉搓牙根。拾起牙齿时，捏住白色的牙冠部分，不要碰触牙根表面，以免损伤牙根表面的细胞，影响再植成活。

（3）脱落的牙齿要保存好。用冷水短暂（不超过10秒钟）冲洗牙齿表面的尘土，将牙齿放进牙槽窝内，然后咬住毛巾或纱布卷，也可以将牙齿含在口内，或浸泡在新鲜的冷牛奶或者生理盐水中，随后立即就医。

（4）摔伤牙齿后，应随时观察孩子的精神状态，如果出现头晕、恶心、呕吐、神志不清等症状，需要及时检查，以排除脑部损伤的情况。

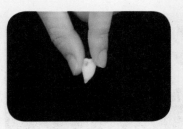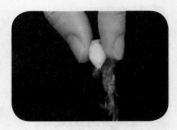

（a）捏住牙冠部分　　　　　　　　（b）用流动水冲洗

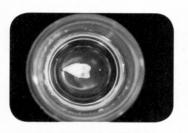

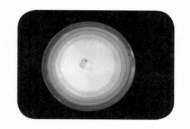

（c）浸泡于生理盐水中　　　　　（d）浸泡于冷牛奶中

牙齿脱出的处理方式

图片来源：本组图片由周专元技师、陈若乔护士提供。

（三）如何避免牙外伤

日常生活中，在楼道、走廊等地方尽量不要追逐打闹或用石子等危险物品相互投掷。参加体育活动和游戏时，最好穿防滑运动鞋，防止跌倒。在进行滑板、轮滑、滑冰等高速度、对抗运动时，应佩戴头盔、防护牙托等用具，降低牙齿受伤的风险。

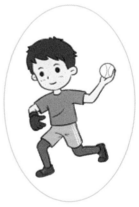

扫一扫二维码
了解更多

孩子意外摔伤牙齿怎么办

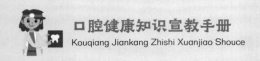
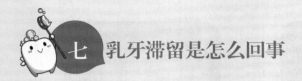

七 乳牙滞留是怎么回事

乳牙滞留是指乳牙牙根的吸收不足，致使乳牙不及时脱落，它是导致恒牙异位萌出的常见原因。一般儿童在6~12岁处于替牙期，其间，只要乳牙没有正常替换，都属于乳牙滞留。双排牙是常见的乳牙滞留，即乳牙和新牙同时出现在口腔内。

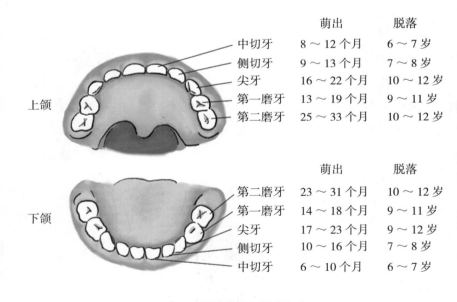

		萌出	脱落
上颌	中切牙	8~12个月	6~7岁
	侧切牙	9~13个月	7~8岁
	尖牙	16~22个月	10~12岁
	第一磨牙	13~19个月	9~11岁
	第二磨牙	25~33个月	10~12岁

		萌出	脱落
下颌	第二磨牙	23~31个月	10~12岁
	第一磨牙	14~18个月	9~11岁
	尖牙	17~23个月	9~12岁
	侧切牙	10~16个月	7~8岁
	中切牙	6~10个月	6~7岁

乳牙正常的萌出和脱落顺序

（一） 乳牙为什么会出现滞留

（1）恒牙萌出方向异常，使乳牙牙根未完全吸收。

（2）先天缺失恒牙使乳牙牙根吸收缓慢，造成滞留。

（3）乳牙根尖周病变破坏牙槽骨，使恒牙早萌。

（4）恒牙萌出无力，乳牙牙根不被吸收。

（5）恒牙牙胚位置远离乳牙牙根。

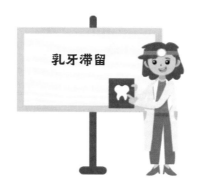

（二） 乳牙滞留有什么影响

（1）引起恒牙萌出方向和位置异常，甚至无法萌出，影响颌骨发育。

（2）影响咀嚼，导致对食物营养吸收不到位。

（3）造成牙齿拥挤，如果清洁不到位，则容易导致龋坏。

（4）影响面容美观和身心健康。

（三）乳牙滞留怎么办

如果发现乳牙滞留，建议前往医院，经医生评估后拔除，预留恒牙萌出的位置。

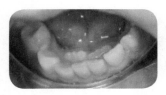
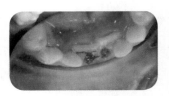

（a）双排牙拔除前　　　　　　（b）双排牙拔除后

乳牙滞留拔除

图片来源：本组图片由钟妮医生提供。

（四）乳牙拔除后应注意什么

（1）拔牙后咬紧棉球或纱块，将口水咽下，30分钟后把棉球吐掉。

（2）如果使用局部麻醉药，术后2小时后方可进食，避免进食过烫的食物。

（3）麻醉药未消退时，唇颊部麻木感可能会引起患儿揉搓嘴唇，注意观察以防止其因麻木感而咬伤嘴唇。

（4）24小时内勿刷牙及漱口。勿用力吮吸或用舌头舔伤口，有唾液要轻轻吐出。

（5）拔牙当天应多休息，避免剧烈运动。

（6）48小时内唾液中有少量血丝属于正常现象，若血量较多，应及时就诊。

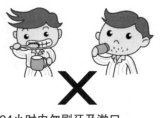
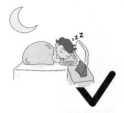

24小时内勿刷牙及漱口　　　　　　注意休息

八 孩子牙齿不整齐怎么办

随着生活条件的改善，越来越多的父母开始关心孩子的牙齿美观问题。牙齿不整齐，不仅容易滋生细菌、形成龋齿，更会影响孩子颌面部的发育，影响孩子的身心健康。所以，对孩子牙齿不整齐应早发现、早预防、早矫治。

（一）什么是错𬌗畸形

错𬌗畸形是指在儿童生长发育过程中，由遗传因素或后天因素造成的牙齿排列不齐、上下牙位置关系异常、颌骨大小形态位置异常、面部畸形等，常见的有牙列拥挤、牙齿反𬌗（俗称"地包天"）等。

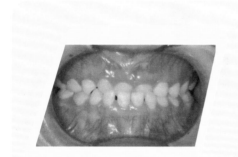

（a）牙齿反𬌗矫正前

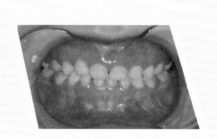

（b）牙齿反𬌗矫正后

牙齿反𬌗矫正

图片来源：本组图片由钟妮医生提供。

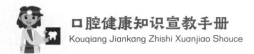
（二）　错𬌗畸形的危害有哪些

（1）影响容貌和心理健康：如开唇露齿、上下颌前突等会影响颜面部的美观，造成孩子自卑。

（2）影响口腔功能：影响咀嚼、发音、吞咽等功能。

（3）影响口腔健康：排列不齐的牙齿容易积存食物，且不易清洁干净，易造成龋齿及牙龈、牙周炎症，严重者会引发牙周病。

（4）全身危害性：严重的咀嚼功能障碍会导致消化不良，影响孩子的身体发育。

错𬌗畸形的危害

（三）　您知道容易导致错𬌗畸形的不良习惯吗

婴幼儿时期，由于吸吮动作本能的反射、喂养不足、某种惧怕或不愉快等心理因素，婴幼儿自发地进行吮手指、吮唇等不良习惯动作，可能会产生暂时性的开殆。若这些不良习惯持续到3岁以后，则会引起口腔肌肉的功能异常及咬合变化，导致错殆畸形。

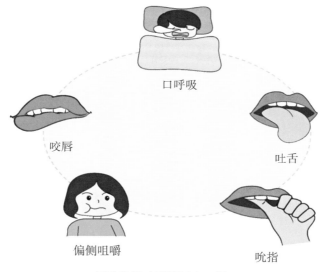

口呼吸

咬唇

吐舌

偏侧咀嚼

吮指

导致错殆畸形的不良习惯

（四） 如何对错殆畸形进行早期干预

如果是不良习惯引起的错殆畸形，尽可能采取合适的心理疏导方法，使孩子尽早戒除不良习惯。若在3岁后仍不能克服，应采用矫治器帮助孩子克服不良习惯。

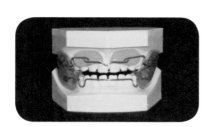
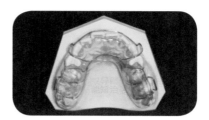

活动矫治器

图片来源：本组图片由周专元技师提供。

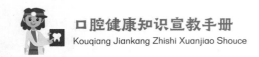
（五）　佩戴活动矫治器应注意什么

（1）初戴矫治器可能会出现口水增多、发音不清等，属于正常现象，一般一周左右可以适应。

（2）每天至少佩戴矫治器12小时，除吃饭刷牙，其他时间应尽量佩戴。

（3）每天清洗矫治器，可用牙膏牙刷清洁，避免使用热水浸泡或放置于消毒柜，高温可导致矫治器变形。

（4）取下矫治器时，应将其放置于专用盒子里，避免用纸巾包裹，防止丢失。

（5）按时复诊，若出现矫治器过松或过紧等佩戴不适现象，应及时就诊。

九 多生牙知多少

多生牙是正常牙列以外的牙齿。正常乳牙列有20颗牙齿，恒牙列有28～32颗牙齿。除此以外的牙齿即为多生牙。

（一） 多生牙长什么样

多生牙通常生长于上门牙之间。其有萌出于口腔内的，也有埋伏于骨头里面的。多生牙的形态变异很多，多数呈较小的圆锥形、圆柱形、三角棱形，也有的与正常牙齿形态相似。

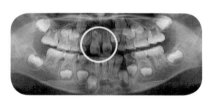

多生牙全景片

图片来源：本图片由徐稳安医生提供。

（二） 长了多生牙有什么影响

多生牙常导致正常恒牙发育和萌出障碍，出现牙齿移位、邻牙扭转等情况；多生牙还可造成邻牙异常的牙根吸收，形成牙源性囊肿，在牙列中影响美观。所以，长了多生牙需要及时处理。

（三） 长了多生牙应如何处理

已萌出的多生牙应及时拔除。埋伏在骨头内的多生牙，如果影响恒牙的发育，应尽早拔除；如果不影响恒牙胚的发育和萌出，可先观察，定期复查。

十 让孩子不再害怕看牙——儿童舒适化治疗

提到看牙，有些孩子会特别焦虑、恐惧，有的甚至在诊室大哭大闹，无法配合医生操作，这是令众多家长头疼的问题。那么，有什么办法可以让这些孩子在无痛、舒适的环境中享受看牙呢？答案是儿童舒适化治疗！

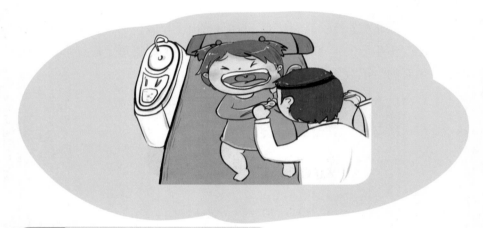

（一） 什么是儿童舒适化治疗

儿童舒适化治疗，是在就诊过程中达到心理和生理的愉悦感、无痛苦和恐惧感的一种医疗模式。采用此方法不仅可以使儿童能够安静地配合治疗，还能有效避免因疼痛、恐惧产生心理阴影。

（二） 您知道笑气－氧气吸入镇静技术吗

笑气-氧气吸入镇静技术是吸入笑气与氧气的混合气体，用于麻醉以减轻疼痛，从而有效控制恐惧或焦虑情绪。

需要注意的是，笑气–氧气吸入镇静技术只用于有轻度焦虑并能够配合口腔治疗的孩子，对极度焦虑、躁狂和反抗的孩子无效。扁桃体肿大、鼻塞等上呼吸道感染会妨碍笑气–氧气吸入。患有中耳炎、肠梗阻、气胸等疾病的孩子使用笑气–氧气吸入，可引起相应并发症。特殊的孩子，如药物依赖者、服用抗抑郁或精神类药物者、已服用镇静类药物者禁用。

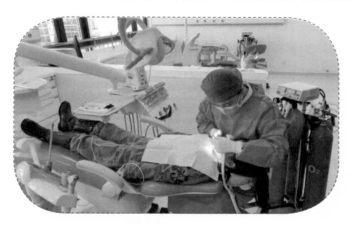

笑气–氧气吸入镇静技术下进行口腔诊疗
图片来源：本图片由陈若乔护士提供。

（三） 一起了解全身麻醉下儿童口腔治疗技术

全身麻醉下儿童口腔治疗技术，是使用麻醉药物让儿童进入无意识状态，在严密的监护下进行口腔治疗的一种方法。该方法适用于极度恐惧看牙的儿童或患有自闭症、智力发育迟缓等的特殊儿童，能让儿童在类似于睡眠的状态下一次性完成口腔治疗。

1 哪些孩子需要做全身麻醉手术

（1）因身体情况特殊，有智力或全身疾病问题而无法配合治疗者。

（2）3岁以下需要立即治疗的低龄儿童，即因年幼而不能配合治疗者。

（3）有多颗牙需要治疗，但极度抗拒，并且在短期内行为不能改善的儿童或青少年。

② 全身麻醉手术安全吗

每一台全身麻醉手术都会由专业的麻醉医师和口腔医师对患儿进行充分的术前评估，包括肝肾功能、凝血功能、心肺功能等，在确保患儿身体条件适合的情况下才会进行全身麻醉手术。术中，麻醉医师会对患儿进行麻醉深度监测及各项生命体征监测，确保手术安全。目前，科学研究并未有确切证据显示全身麻醉对孩子智力以及对大脑发育有损害作用。

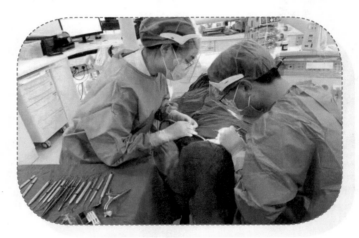

全身麻醉下口腔治疗

图片来源：本图片由徐稳安医生提供。

③ 全身麻醉下口腔治疗相比门诊口腔治疗有何优点

全身麻醉下口腔治疗和门诊口腔治疗的对比

类型	全身麻醉下口腔治疗	门诊口腔治疗
治疗次数	一次	多次
治疗过程	患儿平静，操作更安全	患儿躁动，操作风险增加
治疗感受	全身麻醉下治疗无疼痛恐惧，家长满意	束缚治疗下造成心理创伤，家长焦虑

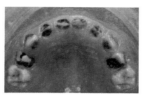

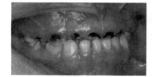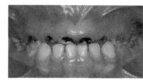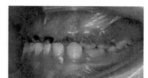

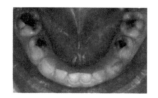

（a）全身麻醉术前

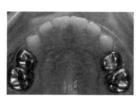

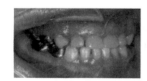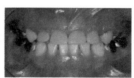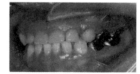

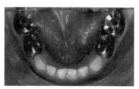

（b）全身麻醉术后

全身麻醉下口腔治疗

图片来源：本组图片由徐稳安医生提供。

齿槽外科
健康宣教

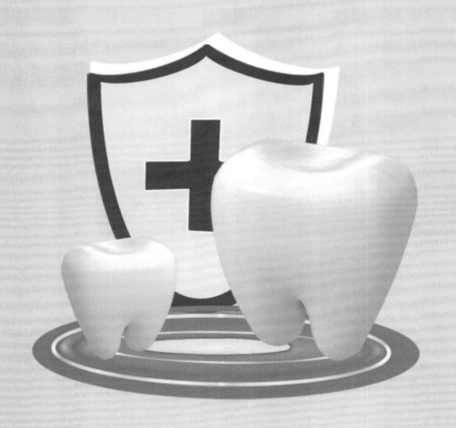

人的一生共有两副牙齿，即乳牙和恒牙（如右图所示）。乳牙是婴幼儿时期长出的牙齿，6个月左右开始萌出，至2岁半左右20颗乳牙全部萌齐。恒牙自6岁左右开始萌出，是继乳牙脱落后的第二副牙齿，恒牙全部萌齐共32颗。现代人的第三磨牙有退化趋势，故恒牙数为28～32颗也属于正常范围。

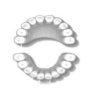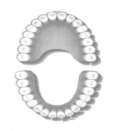

乳牙（20颗）　　恒牙（28～32颗）

在组织学上，牙齿由牙釉质、牙本质、牙髓、牙龈、牙槽骨等构成（如下图所示）。

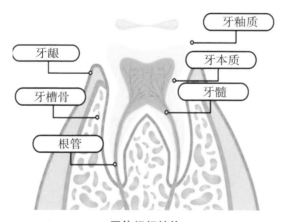

牙釉质
牙龈
牙本质
牙槽骨
牙髓
根管

牙体组织结构

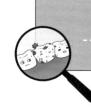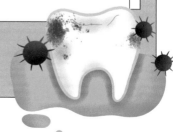

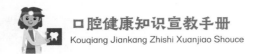

一 您知道智齿是怎么回事吗

（一） 什么是智齿

　　智齿是人类第三颗磨牙，位于口腔内牙槽骨上最后的位置。由于遗传基因的不同，个体差异大，智齿一般会在16～25岁萌出，数量为1～4颗，是人一生中最后长出的牙齿。

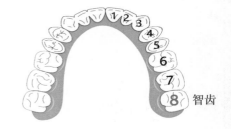

（二） 智齿长在哪里

　　我们把正常成年人的口腔根据牙列分为左上、左下、右上、右下四个区域，这样有利于临床医生在治疗过程中确定牙位。智齿通常生长在上颌弓和下颌弓的末端，也是每个区域的第8颗牙齿。

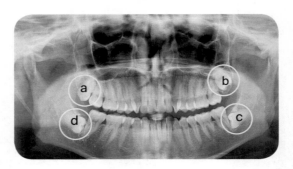

a：右上智齿；b：左上智齿；c：左下智齿；d：右下智齿。

智齿全景片

图片来源：本图片由李凤和医生提供。

（三）　长智齿会痛吗

　　大部分人都会长智齿，每个人长智齿的时候感觉不一样，有些人在不知不觉中就长了出来，而有些人在长智齿的时候会出现疼痛的症状。建议定期进行口腔检查，保持口腔清洁，如果出现疼痛难忍的情况，应立即就医。

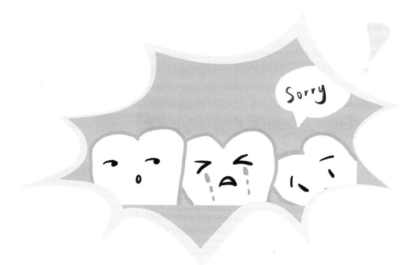

（四）　什么时候拔除智齿最合适

　　智齿越早拔除越好。一般智齿会在成年后逐渐长出，所以在18～25岁拔除智齿比较合适。在此期间，机体各项功能相对稳定，免疫力较高，拔除智齿后恢复快，不易引起伤口感染。

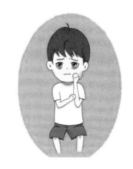

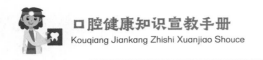
（五）　智齿为什么会阻生

随着人类进化，颌骨退化与牙量退化不一致，导致颌骨量相对小于牙量，颌骨缺乏足够的空间容纳全部恒牙，智齿萌出空间不足，可出现不同水平和类型的阻生。这些阻生的方式使智齿无法完全萌出，或不能正常萌出，医学上称之为智齿阻生。

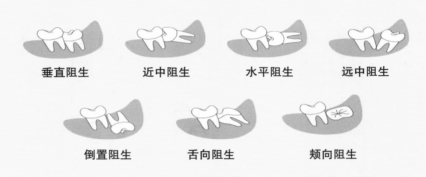

垂直阻生　　　近中阻生　　　水平阻生　　　远中阻生

倒置阻生　　　舌向阻生　　　颊向阻生

二 智齿虽小，害处可真不少

（一） 智齿的危害有哪些

智齿的解剖位置偏后，不易清洁，牙冠各面窝沟点隙明显，容易龋坏。

龋齿

智齿萌出不全或阻生时，牙龈包绕或半包绕牙齿，容易蓄积食物残渣，导致牙冠周围软组织发生炎症。

智齿冠周炎

近中倾斜的智齿与邻牙之间有小的缝隙存在，长时间的食物残渣存留，容易导致邻牙龋坏或牙周炎。

侵犯邻牙

埋伏的智齿容易引发囊肿、肿瘤、骨髓炎。

病变

（二）　智齿为什么容易龋坏

　　智齿因其解剖位置、生长情况等而难以清洁，容易发生龋坏。从牙冠的龋坏慢慢发展成残冠，残冠继续龋坏，进而形成了残根。智齿龋坏后存有大量细菌及毒素，若不及时清理，容易引起疼痛。因此，智齿龋坏后建议尽早就医处理。

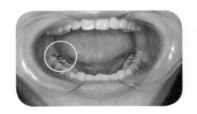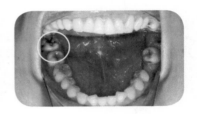

智齿龋坏

图片来源：本组图片由李凤和医生提供。

（三）　智齿冠周炎危害有多大

　　因智齿萌出位置不足，龈瓣与牙冠之间会形成较深的盲袋。食物及细菌易嵌塞于盲袋内，加上冠部牙龈常因咀嚼食物而受损伤，容易形成溃疡。当全身抵抗力下降、局部细菌毒力增强时，可引起冠周炎的急性发作。

　　智齿冠周炎发病初期仅有轻微症状，常被患者忽视而延误治疗，致使炎症迅速发展，甚至引起严重的并发症。因此，早期诊断、及时治疗非常重要。

扫一扫二维码
了解更多

什么是智齿冠周炎

（四） 智齿会"祸害"邻牙吗

智齿在所有牙齿中最后萌出，而颌骨骨量难以容纳所有牙齿的萌出，所以智齿特别容易出现倾斜或水平生长的情况。在萌出过程中，智齿对前牙产生压迫，久而久之，邻牙会松动并有脱落的风险。牙位不正的智齿与邻牙形成的间隙会嵌塞食物残渣，进而引起龋坏、牙周炎等。

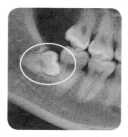 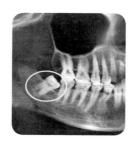

（a）智齿挤压邻牙 　　（b）邻牙龋齿

智齿对邻牙的影响

图片来源：本组图片由华泽权医生提供。

（五） 智齿引起的囊肿会发生癌变吗

智齿囊肿是由智齿形成的含牙囊肿。智齿囊肿是囊性肿物，一般生长缓慢，体积较大时会产生压迫症状，可进行手术摘除或引流。如果智齿囊肿长期得不到治疗，可能会产生占位性病变，使面部变形或反复感染、肿胀，但通常不会导致癌变。

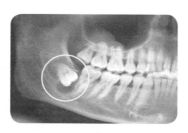

智齿囊肿

图片来源：本图片由华泽权医生提供。

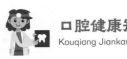
 三 智齿到底该不该拔除

（一）什么样的智齿需要尽早拔除

智齿所在位置较深，不易清洁，易滋生细菌，导致智齿龋坏。

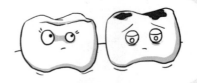

通过影像检查可发现，智齿萌出空间不足，侵犯邻牙，导致邻牙牙根吸收。

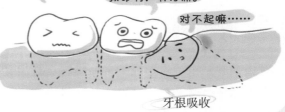

牙根吸收

长期无对颌牙存在，引起智齿伸长，导致咬伤颊侧，造成黏膜破损。

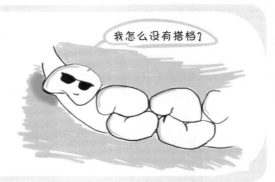

智齿萌出过程中，龈瓣与牙冠形成盲袋，易嵌塞食物残渣及细菌，会反复引起疼痛肿胀。

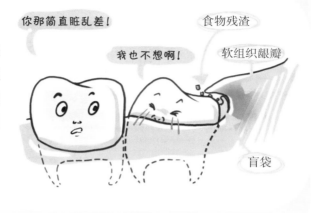

（二）　什么样的智齿不需要拔除

萌出的牙位正常、有咀嚼功能、没有不适症状且未引起病变的智齿，则可以保留。

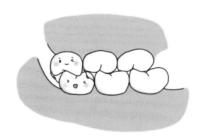

（三）　拔除智齿，脸真的会变小吗

有些人认为，拔完智齿后脸会变小，所以很多人都希望通过拔牙瘦脸。但是实际上，拔智齿并没有这样的功效。面部的外形主要由颌骨来决定，而智齿长在牙槽骨上，与颌骨没有直接的关系。拔牙以后，牙槽骨会

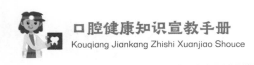
发生一定程度的吸收，但颌骨外形并没有明显的改变，所以，拔除智齿不会造成颌骨的改变，脸也不会因此变小。

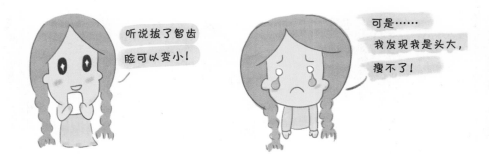

（四） 您关注的拔牙事项要牢记

① 拔牙前要注意什么

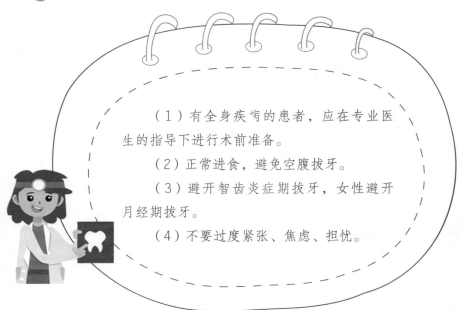

（1）有全身疾病的患者，应在专业医生的指导下进行术前准备。

（2）正常进食，避免空腹拔牙。

（3）避开智齿炎症期拔牙，女性避开月经期拔牙。

（4）不要过度紧张、焦虑、担忧。

② 拔牙后要注意什么

（1）术后口内咬棉球30分钟后吐出。

（2）术后2小时可进食，但食物不宜过热，勿用舌头舔伤口，可正常吞咽口水。

（3）术后24小时内不要漱口或刷牙，次日可刷牙，但勿触及拔牙创口。

（4）术后24小时内有少量出血、吐出的口水中带有少量血液属于正常现象。如术后出血不止、疼痛加重，应立即就诊。

（5）手术创伤大、时间长，术后应给予局部冷敷1～2天，并应遵医嘱服用消炎止痛药物，肿胀症状一般在5～7天内消退。

（6）术后7～10天可拆除缝合线。

拔牙注意事项

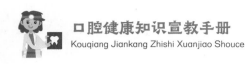

四 带您了解不同的拔牙方式

(一) 什么是传统拔牙

　　传统拔牙术是口腔治疗中最古老、最常见的手术之一，常常需要用锤敲击辅助用力，震动大，易给患者造成极大的心理恐惧，而且常会引起周边软硬组织损伤及下颌关节脱位等并发症。

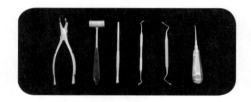

传统拔牙器械

图片来源：本图片由周专元技师提供。

(二) 什么是微创拔牙

　　微创拔牙术是医生在尽量小的创口里使用精细器械，以切割等方式拔除牙齿，能缩短手术时间、降低术后并发症、减小损伤、减轻疼痛。该拔牙方式具有切口小、创伤轻、恢复快、痛苦少四大特点。

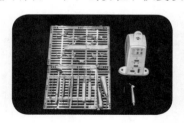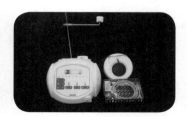

微创拔牙器械及仪器

图片来源：本组图片由周专元技师提供。

（三） **您知道笑气－氧气吸入镇静下微创拔牙术吗**

　　笑气－氧气吸入镇静下微创拔牙术是指对口腔治疗恐惧的患者通过吸入适当浓度的笑气，产生麻醉镇静作用，减轻或消除紧张心理，达到放松、舒适、配合治疗的目的，能避免患者产生由医源性引起的心理创伤，提高诊疗效率。

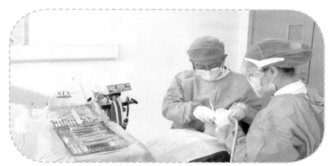

笑气－氧气吸入镇静下微创拔牙术

图片来源：本图片由李延超医生提供。

（四） **您听说过全身麻醉下拔牙术吗**

　　由于智齿的解剖位置复杂，患者通常对拔牙存在心理恐惧，在局部麻醉下容易出现疼痛，难以配合拔牙。医生可根据患者情况及需求进行全身麻醉拔牙手术。全身麻醉下拔牙不会有直接的疼痛感，可缓解患者的心理恐惧，提高患者的舒适度。

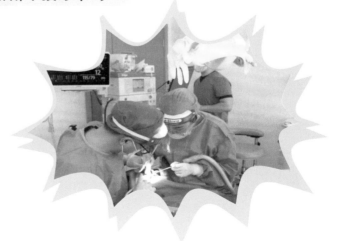

全身麻醉下拔牙术

图片来源：本图片由王姝琪医生提供。

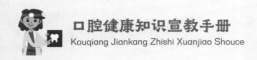

 五 您对拔牙是否还有很多疑问

（一） 拔牙前您是否有这些疑惑

松动牙需要拔除吗？

牙齿松动在临床上分为Ⅰ度、Ⅱ度、Ⅲ度。当牙齿松动达到Ⅲ度且反复发炎疼痛，在通过牙周等治疗后仍无缓解时，则考虑拔除松动牙。

高血压患者可以拔牙吗？

血压过高是不可以拔牙的，应先进行降压治疗，控制好血压再拔除牙齿。

拔牙前能吃饭吗？

拔牙前应适量进食，宜食清淡、易消化的食物。全身麻醉患者在拔牙前应遵医嘱禁食、禁饮。

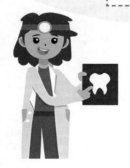

拔牙需要多长时间？

拔牙所需时间根据牙齿具体情况而定。不同的牙齿牙根数目、形态以及牙齿生长位置，拔牙所需时间的长短也不同。

拔牙过程中您有什么顾虑

拔牙需要打麻醉药吗?

　　大部分情况下,拔牙要注射麻醉药。对于较松的乳牙,只需局部涂抹麻醉药即可拔除。

拔牙过程中需要一直张大口吗?

　　拔牙过程中需要尽量张大口。如果存在张口困难,可提前告知医生,拔牙时可以使用开口垫辅助张口。

拔牙会痛吗?

　　一般来说,拔牙是在局部麻醉下进行的,术中能感觉到医生在口内进行操作,有触感但没有疼痛感。

拔牙会造成骨折吗?

　　这种情况十分罕见,现在普遍采用微创拔牙术,可避免颌骨骨折的发生。

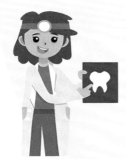

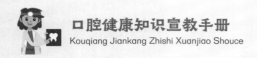
（三） 拔牙后您还有什么担忧

拔牙后需要吃药吗？

拔牙后一般不需要吃药。但如果拔牙手术时间长、创伤大或拔牙前局部有明显的炎症表现，拔牙后应遵医嘱口服消炎药以预防感染。

拔牙后脸会肿吗？会肿多久？

拔牙后脸部肿胀因人而异，肿胀程度与拔牙的数目、难度、时间、个人体质等因素有关。若出现肿胀，一般会在5～7天后慢慢消肿。如肿胀持续不退，应及时就医。

拔牙后什么时候可以吃东西？

拔牙2小时后可以进食，但应避免进食过硬、过烫、辛辣刺激的食物。

拔牙后异常出血怎么办？

如拔牙伤口出现严重出血，应保持镇静，立即咬紧纱布止血，在家属陪同下前往医院就诊。

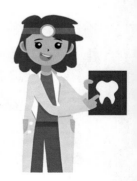

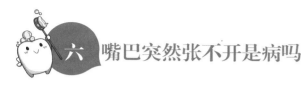

六 嘴巴突然张不开是病吗

（一）您知道颞下颌关节吗

颞下颌关节是颌面部唯一可活动的关节，是人体最复杂的关节之一。当您张大口时，可以摸到的耳朵前方运动的骨块就是颞下颌关节的一部分。颞下颌关节的功能包括咀嚼、言语、吞咽等。这个关节也会生病，如颞下颌关节紊乱病、颞下颌关节脱位及颞下颌关节强直等。

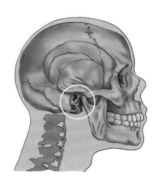

颞下颌关节

（二）一种被忽视的疾病——颞下颌关节病

颞下颌关节病是累及颞下颌关节和周围组织的疾病，常见症状为疼痛、关节弹响、张口异常，以20～30岁的青年患病率、就诊率最高。其病因多且复杂，无单一的定论，一般认为与心理社会因素、外伤、长时间张口、咀嚼硬食物、牙齿排列关系不佳、自身免疫差等因素有关。

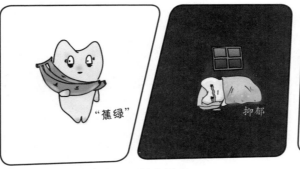

（a）心理社会因素

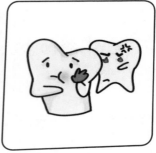

（b）外力作用

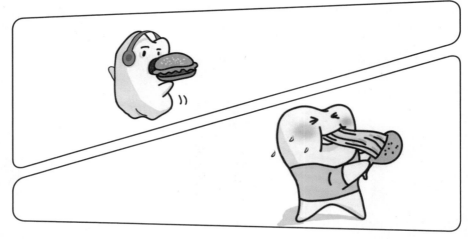

（c）不良饮食习惯

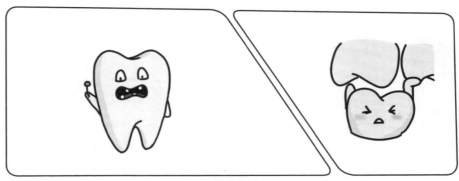

（d）牙齿因素

造成颞下颌关节病的常见因素

（三） 患颞下颌关节病有哪些症状

① 疼痛

患者经常在张口或者咀嚼食物时感觉到耳前、面部肌肉的疼痛，部分患者会伴有头部、肩背部疼痛。

② 开闭口有弹响声

部分颞下颌关节紊乱病患者在张闭口时，会发出清脆的弹响声或纸摩擦声等。

③ 张口异常或有"卡住感"

患者张口度减小（正常情况下，开口度可容纳3横指），张口偏斜，部分患者在张口过程中会发生卡顿，经活动下颌后，可以正常张口。

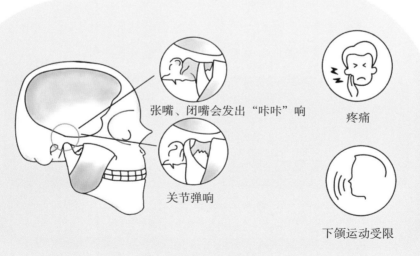

张嘴、闭嘴会发出"咔咔"响

疼痛

关节弹响

下颌运动受限

颞下颌关节病症状

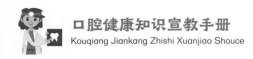

（四）　如何治疗颞下颌关节病

颞下颌关节病有多种诊断，因此存在多种治疗方法，医生应根据患者的具体情况选择治疗方案。

药物治疗：服用非甾体类抗炎镇痛药物，必要时进行局部封闭治疗。

颌垫治疗：经专业医生评估后制作颌垫，可改善咀嚼肌功能，恢复关节组织协调关系。

手术治疗：如经过保守治疗，症状仍得不到缓解，可进行手术治疗。目前，手术方法主要有经颞下颌关节内窥镜进行的微创手术和开放性手术。

温热理疗：红外线灯局部照射，局部中药热敷。

心理支持治疗：缓解心理压力，舒缓患者情绪。

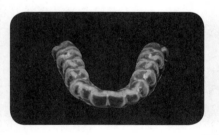 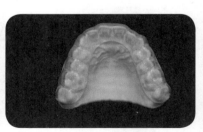

颌垫

图片来源：本组图片由周专元技师提供。

（五） **日常保护颞下颌关节的小知识**

（1）保持良好的精神状态。

（2）避免长时间咀嚼。

（3）避免进食过硬、过韧的食物。

（4）不要长期使用一侧牙齿咀嚼。

（5）打哈欠和大笑时要避免张口过大，大块食物宜切小块后食用。

口腔修复科
健康宣教

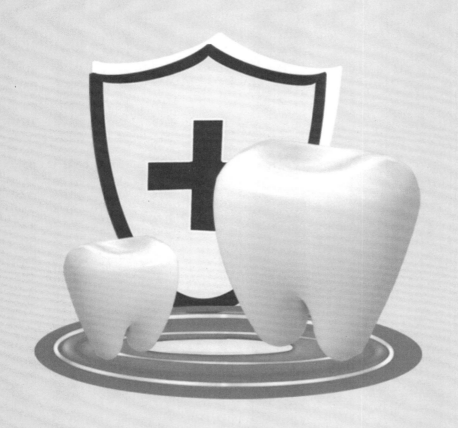

牙齿缺失是一种很常见的口腔疾病。第四次全国口腔健康流行病学调查报告显示，全国35～44岁年龄组平均存留牙数为29.6颗。其中，67.7%的人牙列完整（不含第三磨牙），18.6%的人有未修复的缺失牙；随着年龄的增长，呈现平均存留牙数越来越少、牙列完整率越来越低、未修复的缺失牙越来越多等特点；在65～74岁年龄组，平均存留牙数为22.5颗，无牙颌率为4.5%，其中18.3%的人牙列完整（不含第三磨牙），47.7%的人有未修复的缺失牙，且在已有的修复体中仍有10%左右的不良修复（如下图所示）。

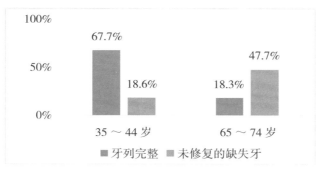

各年龄组牙列完整与未修复的缺失牙变化趋势

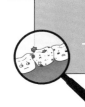
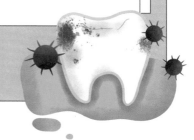

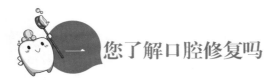

一 您了解口腔修复吗

（一）什么是口腔修复

口腔修复，俗称镶牙，是采用人工装置和修复材料恢复、改善、重建牙齿的各类缺损、缺失，从而恢复其相应的生理功能，促进患者的身心健康。

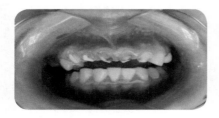
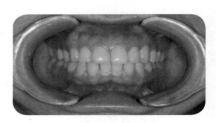

（a）牙齿缺损修复前　　　　　　（b）牙齿缺损修复后

牙齿缺损修复

图片来源：本组图片由程雪医生提供。

（二）什么情况下需要做口腔修复

牙齿出现缺损、缺失、间隙大、牙面有磨损、残冠、残根、氟斑牙、四环素牙等问题时，应及时接受修复治疗。

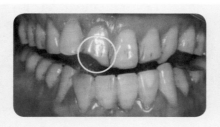
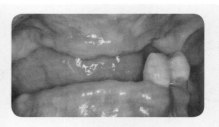

（a）牙齿缺损　　　　　　（b）牙齿缺失

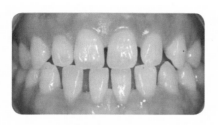

（c）牙齿间隙大

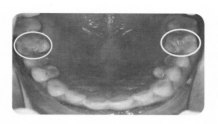

（d）牙面有磨损

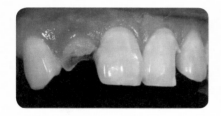

（e）残冠、残根

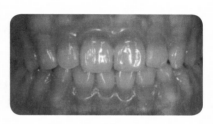

（f）四环素牙

口腔修复的典型病例

图片来源：本组图片由李迎春医生、程雪医生、李英姿医生、何玉林医生提供。

（三）　口腔修复的种类有哪些

活动义齿：可摘局部义齿、全口义齿。

固定义齿：全冠修复、嵌体修复、贴面修复、固定桥修复、种植义齿修复。

二 您知道长时间缺牙有什么危害吗

牙齿是人体重要的咀嚼器官，是口颌系统的重要组成部分。上下颌牙齿通过颌骨、咀嚼肌、颞下颌关节与颅骨及躯干相连接，形成咬合关系，担负着咀嚼、吞咽、言语、表情、面容、呼吸、姿态维持等重要的生理功能，并对人们在社会活动中的心理状态产生重要的影响。那么，长期缺牙会对人体产生哪些危害呢？

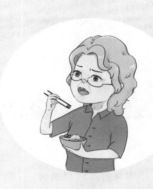

（一）咀嚼功能减退或丧失

咀嚼食物是牙齿最主要的功能，个别牙缺失会使咀嚼效率降低，无法精细研磨食物，不但无法充分享受美食的滋味，还会增加胃肠等消化器官的负担，影响营养物质的吸收。当多数牙甚至全口牙缺失时，咀嚼功能就会丧失，这时，人不得不借助工具将食物切碎或制成流质而进食，不仅无法享受美食，而且长期不均衡的饮食还会导致营养不良，影响身体健康。

此外，有研究表明，咀嚼功能下降或丧失会使脑神经血管活动减少、海马区神经递质的含量下降、海马区神经细胞形态与数目发生改变，从而影响学习记忆能力，增加老年痴呆的患病风险。

（二） 牙槽骨萎缩

牙齿生长在牙槽骨中，咬合力通过牙周膜传递到牙槽骨形成生理性刺激，维持牙槽骨的正常生理代谢。缺牙后，不但原本被牙齿占据的这部分空间会塌陷萎缩，而且由于咬合力刺激的减少和消失，缺牙区牙槽骨还会出现持续性吸收。该吸收的速度在缺牙后前3个月较快，此后由快变慢，3～6个月后趋于稳定。因此，缺牙后3～6个月是最合适的义齿修复时间。

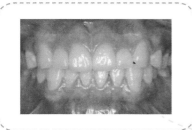
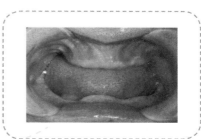

（a）正常牙槽骨　　　　　　　　　　（b）牙槽骨萎缩

正常牙槽骨与缺牙后牙槽骨萎缩对比

图片来源：本组图片由王玲医生、何玉林医生提供。

（三） 发音异常

牙齿是发音的辅助器官，牙齿与唇、舌、颊相互配合发出不同声音。个别后牙缺失对发音影响不大，但当多数牙缺失，特别是前牙缺失时，会出现不同程度的发音障碍，如由牙齿参与发音的平舌音、翘舌音及唇齿音会出现不清楚、不准确、发音困难的现象，说话听起来像漏风一样，影响言语交流，使患者在社交中产生不良的心理影响。

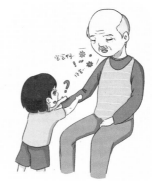

（四）　咬合紊乱

正常牙齿的排列是有稳定的尖窝锁结和良好的邻接关系的。如果牙齿缺失而未及时得到修复，邻牙由于失去了正常的邻接依靠，会向缺牙处倾斜、移位，对合牙也会因为咬合接触丧失而向缺牙处伸长，其余的牙齿也会逐渐失去正常的邻接和咬合关系，发生倾斜和移动。久而久之，牙列原有的协调的曲线形态被破坏，牙齿变得参差不齐，在进食、吞咽、发音等功能运动中出现殆干扰，导致口颌系统出现神经肌肉功能障碍，严重时会出现头痛、头晕、耳鸣等颞下颌关节功能紊乱的症状。同时，由于颌面部肌肉与维持姿态的颈部肌群密切相连，口颌系统的功能失调会影响到颈椎甚至躯干的姿态和健康。

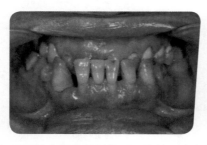

（a）后牙缺失导致前牙散开、伸长、咬合紊乱　　　　（b）咬合重建治疗后

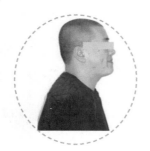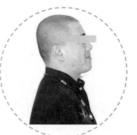

（c）治疗前头前倾　　　　　　　　　　（d）治疗后头立直

咬合紊乱治疗前后对比

图片来源：本组图片由马红梅医生提供。

（五）　**面容衰老**

缺牙后对面容的直接影响是面部软组织由于失去牙齿的支撑而出现塌陷，从而导致局部皱纹增多。多数后牙缺失，牙列后部失去支撑，导致下颌后缩面下1/3变短，鼻唇沟及口唇部皱纹加深等现象，呈现衰老面容。另外，单侧牙缺失，使患侧咀嚼功能下降。为更好地咀嚼食物，患者往往会长期用健侧咀嚼，久而久之，双侧面部肌肉力量不均衡，颞下颌关节的髁突受力不一致，导致肌肉和骨骼结构变化，形成不对称面容。

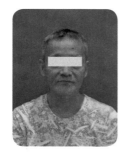
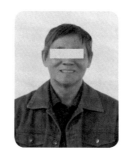

（a）牙列缺失修复前　　　　　　（b）牙列缺失修复后

牙列缺失修复前后变化

图片来源：本组图片由马红梅医生提供。

由此可见，缺牙无小事，它关系到整个口颌系统，乃至全身的健康。如果有牙齿缺失，一定要及时进行适当的修复治疗，以防给身体带来进一步的伤害。

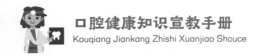
 三 关于活动义齿，您了解多少

（一） 可摘局部义齿

　　可摘局部义齿俗称"活动假牙"，是指用人工牙及基托材料来修复缺失的牙齿、牙槽骨及组织缺损，患者能自由摘戴的一种修复体。可摘局部义齿的适应范围极其广泛，费用较低，磨牙相对较少，易于清洁，损坏后便于修理和调改。由于可摘局部义齿的体积较大，初戴时，患者会有明显的异物感，需要适应一段时间后才能很好地发挥它的功能。

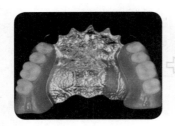 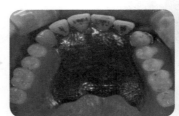 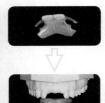

（a）铸造支架可摘局部义齿　　　　　　　　（b）隐形义齿

可摘局部义齿修复

图片来源：本组图片由马红梅医生、周专元技师提供。

（二） 什么是全口义齿

　　全口义齿是为无牙患者进行修复的一种治疗方法。全口义齿通过人工牙及基托材料恢复缺失的牙列和口腔软硬组织，帮助无牙患者恢复咀嚼功能的同时，使因缺牙引起的软组织塌陷得到恢复，并使缺牙后的苍老面容得到改善。

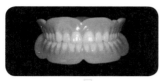

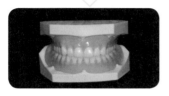

（a）全口义齿　　　（b）全口义齿修复前　　　（c）全口义齿修复后

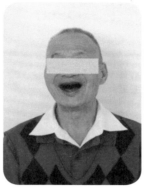

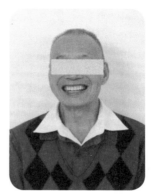

全口义齿修复前后变化

图片来源：本组图片由马红梅医生、周专元技师提供。

① **全口义齿很容易脱落吗**

全口义齿没有固位装置，靠基托与黏膜间的吸附力及唇颊舌肌的夹持获得固位，行使咀嚼、吞咽等功能。制作精良的全口义齿能够持续稳定在口腔中。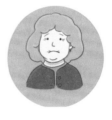

② **为什么戴用全口义齿会出现压痛**

全口义齿是完全靠黏膜支持的修复体，牙齿缺失后，牙槽骨吸收的同时，表面能够承力的角化黏膜也会随之逐渐减少。制作精良的全口义齿基托与组织面贴合紧密，颊舌侧受力均衡，人工牙咬合平衡无干扰，咀嚼时义齿稳定、合力均匀分布在剩余牙槽嵴上，因此不会出现疼痛。相反，如果义齿制作不良，义齿行使功能时就容易出现黏膜疼痛甚至溃破的现象，这时一定要及时就医，进行调改，以免造成进一步的损伤。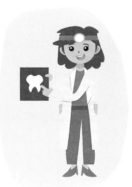

③ **全口义齿的优点**

全口义齿是一种无创的修复方式，患者可以自由摘戴，便于清洁，同时可以修复软硬组织缺损，有利于容貌的改善。与种植义齿相比，全口义齿价格较低，患者不用承受手术的痛苦，即可较好地获得口腔功能的恢复。

（三）佩戴活动义齿应注意什么

（1）初戴时会有异物感，说话不清晰，唾液分泌增加，一般坚持佩戴1～2周即可逐渐适应。

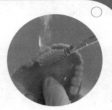

（a）刷洗

（2）初戴时会出现口腔黏膜压痛的情况，应及时复诊调磨，不可自行修改。在就诊前2～3小时，义齿要戴在口中，以便医生确定疼痛的位置及原因，准确调磨。

（3）饭后、睡前取下并冲洗，睡前将其浸泡在冷水中以保持清洁。

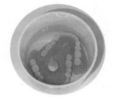

（b）清洁片浸泡

（4）摘戴时用力不要过大，要双侧均衡用力。

（5）佩戴后，前两周吃比较软烂的食物且用双侧后牙咀嚼。第3周慢慢过渡到正常饮食。

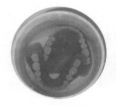

（c）冷水浸泡

（6）每半年到一年复诊一次，每5年左右更换或修改活动义齿。

活动义齿的清洁方法

图片来源：本组图片由沈红芹护士提供。

扫一扫二维码
了解更多

活动义齿的日常维护

四 带您认识固定义齿

固定义齿就是将义齿固定在口腔内，患者无法自行取下来的修复方式。主要类型有：全冠修复、嵌体修复、贴面修复、固定桥修复、种植义齿修复。

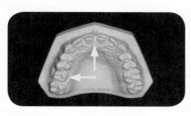

（a）全冠修复前

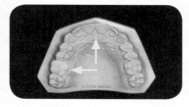

（b）全冠修复后

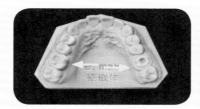

（c）嵌体修复前

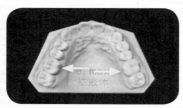

（d）嵌体修复后

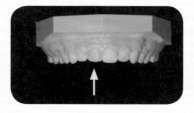

（e）贴面修复前

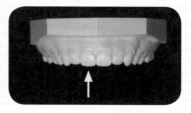

（f）贴面修复后

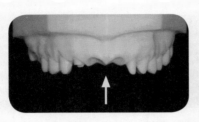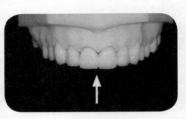

（g）固定桥修复前　　　　　　　　（h）固定桥修复后

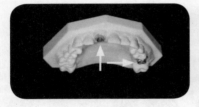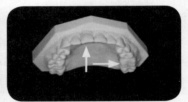

（i）种植义齿修复前　　　　　　　　（j）种植义齿修复后

固定义齿的类型

图片来源：本组图片由周专元技师提供。

（一）　全冠修复

　　全冠是完全覆盖牙冠表面的一类义齿，是牙体缺损的一类修复方式的总称。全冠根据材料不同分为金属烤瓷冠、金属全冠及全瓷冠等。由于全瓷材料生物安全性高、美观性好，因此，全瓷冠成为目前常用的全冠修复方式。

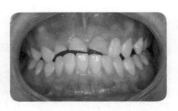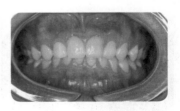

（a）全瓷冠修复前　　　　　　　　（b）全瓷冠修复后

全瓷冠修复

图片来源：本组图片由张静亚医生提供。

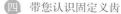

1 什么情况下适合做全瓷冠修复

（1）牙体严重缺损，不宜充填治疗。

（2）死髓牙、氟斑牙、四环素牙等变色牙。

（3）后牙咬合、邻接不良，需要恢复者。

（4）牙齿隐裂，无明显牙髓症状者。

（5）错位牙、扭转牙等不宜做正畸治疗者。

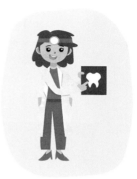

2 全瓷冠修复的优点

（1）从外观看，全瓷冠美观、光泽自然、层次感强、透明效果理想，与天然牙的颜色更接近。

（2）可以做CT、核磁共振等检查。

（3）不会产生对身体有害的影响，并在口腔环境中具有良好的耐腐蚀性能。

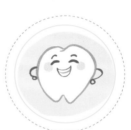

3 戴牙后需要注意什么

（1）固定义齿粘固后可能会有挤迫感，这种感觉会在短时间内消失。

（2）戴牙后24小时内尽量避免使用固定义齿咀嚼食物，之后可缓慢进食，逐渐适应。不宜咬硬物，如骨头、坚果、甘蔗、带壳类食物等。

（3）固定义齿与基牙的衔接处容易聚集菌斑，形成牙结石，应养成餐后刷牙、使用牙线的习惯。

（4）每年定期进行口腔检查，维护基牙牙周组织的健康。若出现脱落或崩瓷，应及时复诊。

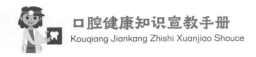

（二）嵌体修复

嵌体是嵌入牙体窝洞内部，用以恢复缺损牙形态和功能的一种修复体。

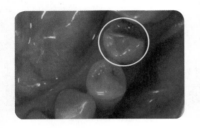 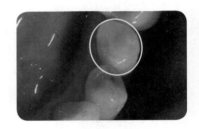

（a）嵌体修复前   （b）嵌体修复后

嵌体修复

图片来源：本组图片由马红梅医生提供。

① 什么情况下适合做嵌体修复

一般各类牙体缺损，如牙尖、切角，以及颌面的咬合修复都可以使用嵌体。牙体缺损影响了相邻牙的接触，导致的食物嵌塞也可以使用嵌体修复。嵌体还可以运用于牙体缺损面积比较大的修复。

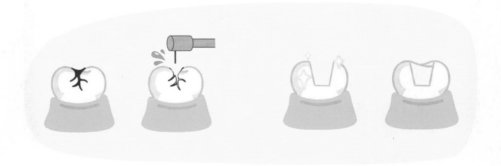

② 嵌体修复的优点

（1）能够更好地恢复牙面形态及咬合关系，更好地恢复邻接关系，避免食物嵌塞。

（2）保证龈缘位置精确、边缘密合。

（3）降低继发性龋坏发生率。

（4）具有突出的耐腐蚀性能，可长期维持边缘完整性。

（5）与牙体组织有良好的粘接性能，美观性更佳。

3 戴嵌体后需要注意什么

（1）避免进食过硬、过黏的食物，如核桃、松子等比较坚硬的带壳坚果。

（2）饭后及时漱口，用牙线、冲牙器等辅助工具去除食物残渣以保持良好的口腔卫生。

（3）定期到医院复查。

（三） 贴面修复

贴面修复是一种磨除少量牙齿或不磨除牙齿，然后用薄薄的瓷面状修复体粘贴在牙体表面的一种修复方式。贴面可以在最大程度地保存天然牙体组织的基础上使牙齿旧貌换新颜，变得洁白整齐，让患者拥有亮丽笑容。

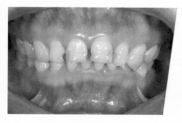 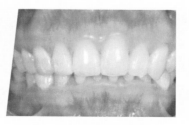

（a）贴面修复前　　　　　　（b）贴面修复后

贴面修复

图片来源：本组图片由张静亚医生提供。

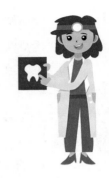

① 什么情况下适合做贴面修复

（1）牙体缺损。

（2）染色牙和变色牙。

（3）牙体形态异常牙。

（4）牙体排列异常。

② 贴面修复的优点

（1）安全：微创，贴面磨除的牙体组织少。

（2）美观：颜色可选范围较广，美学效果也更为逼真。

（3）健康：对牙龈刺激小，有利于牙周组织健康。

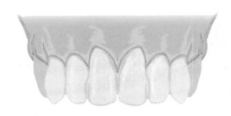

③ 做贴面修复需要注意什么

（1）牙齿调磨后，注意避免进食过冷、过热的食物，以免引起敏感的症状。

（2）戴上贴面后应尽量避免进食颜色过深的食物，如红酒、咖啡、浓茶等，如果不可避免，可在饮食后用清水漱口以减轻外源性色素沉着。

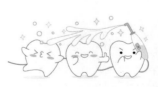

（3）贴面修复后应注意保护牙齿，不要直接啃食过硬的食物（如坚果、螃蟹等），避免出现瞬间强大而集中的咬合力造成贴面破损及脱落的情况。

（4）保持口腔卫生，养成进食后用牙线清洁的习惯。

（四） 固定桥修复

固定桥修复主要是指以缺牙间隙两端的天然牙作为基牙，通过粘固剂将义齿粘固于基牙上，患者不能自行取下的修复体。

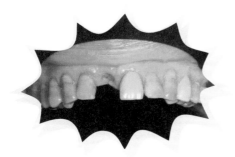
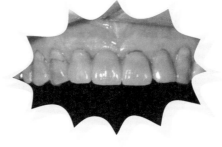

（a）固定桥修复前　　　　　　　（b）固定桥修复后

固定桥修复

图片来源：本组图片由马红梅医生提供。

① 什么情况下适合做固定桥修复

（1）固定桥最适合用于修复牙弓内不同部位的少数牙缺失，或者少数牙的间隔缺失。

（2）基牙的牙周组织健康，可以承受功能状态下的咬合负担。

（3）缺牙区的咬合关系基本正常者。

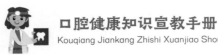

（4）缺牙区的牙槽嵴吸收稳定者。

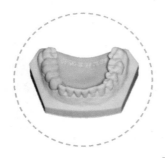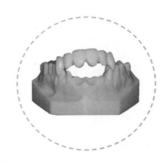

固定桥修复

图片来源：本组图片由周专元技师提供。

② 固定桥修复的优点

（1）固位、支持、稳定作用好。

（2）体积小，患者感觉舒适而无明显异物感，容易适应。

（3）修复体对舌的功能活动障碍小，不影响患者的发音功能。

（4）无需摘戴，使用方便。

③ 戴固定桥后需要注意什么

（1）如果是活髓牙的固定桥，应注意避免摄入过冷、过热的食物，以免引起敏感的症状。

（2）避免吃过硬、过黏的食物，以降低固定桥崩瓷或脱落的风险。

（3）佩戴固定桥后，应保持口腔卫生，可借助牙线、牙缝刷、冲牙器等辅助工具清洁嵌塞的食物残渣。

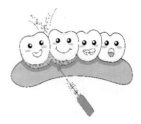

（4）要定期复诊，发现问题应及早处理。

（五） 种植义齿修复

种植义齿被誉为继乳牙和恒牙之后"人类的第三副牙齿"，即通过手术将种植体植入缺牙区代替牙根，然后在种植体上安装牙冠以修复缺牙。

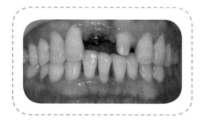 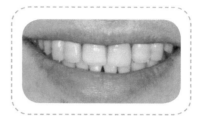

（a）种植义齿修复前 　　　　　　（b）种植义齿修复后

种植义齿修复

图片来源：本组图片由李迎春医生提供。

1 什么情况下适合做种植义齿修复

（1）因游离端缺失而不能制作固定义齿者。

（2）多颗牙缺失且不愿意接受活动义齿者。

（3）常规修复方法不能获得良好固位者。

（4）余留牙不足以支持缺失牙固定修复者。

2 种植义齿修复的优点

（1）不磨牙，最大限度地保留了原有的牙齿。

（2）种植体与颌骨结合在一起，具有很强的固位力和稳定性。

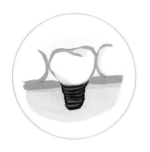 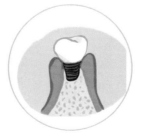 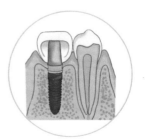

种植义齿修复

（3）能很好地恢复牙齿功能，咀嚼力优于其他传统假牙。

（4）美观、方便、舒适，没有异物感。

（5）方便清洁，有利于保持口腔卫生。

③ 带您揭开种植义齿的神秘面纱

种植体在植入后会与骨头结合，一般情况下，在种植体植入3～4个月后可以进行种植体的上部牙冠修复。

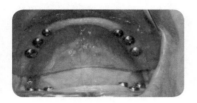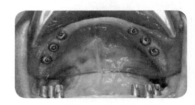

（a）选择合适的修复基台

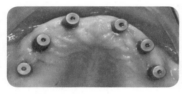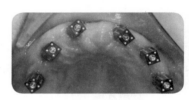

（b）数字化扫描确定修复基台的位置，确定需要修复的咬合关系

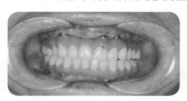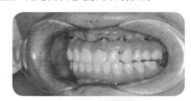

（c）试戴预排牙的修复体支架，调整和修改咬合关系

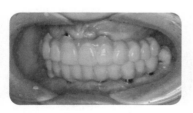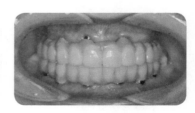

（d）最终戴牙

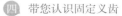

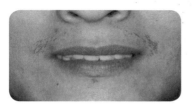
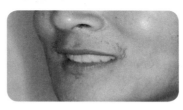

（e）修复后面部照片

种植修复过程

图片来源：本组图片由李迎春医生提供。

④ 如何做好种植义齿的健康维护

（1）修复完成后，由软到硬逐渐恢复正常饮食，避免咀嚼过硬、过韧的食物。

（2）做好口腔与种植牙的日常维护，坚持每天早晚刷牙和饭后漱口，刷牙动作轻柔，避免牙刷损伤种植牙周围的牙龈，并用牙线和冲牙器辅助去除食物残渣。

（3）种植义齿后应减少吸烟，最好戒烟。

（4）每年定期对种植牙进行牙周维护以延长其使用寿命。

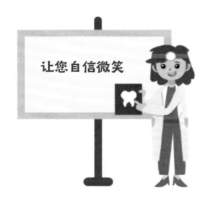

口腔种植科
健康宣教

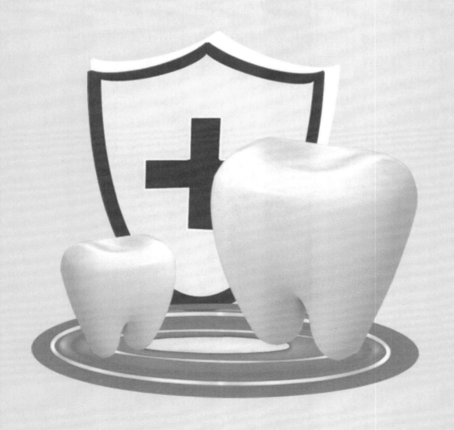

牙列状态是人体健康的重要标志，牙齿脱落不仅影响面容、咀嚼和发音功能等，而且影响人们的日常生活和身体健康。第四次全国口腔流行病学调查显示，在35～44岁的中青年人群中，缺牙率约为36.4%；随着我国老年人口数量的增多，老龄化程度不断加剧，在65～74岁的老人当中，86%存在牙缺失（如下图所示）。随着人们口腔健康意识的不断提高，越来越多的缺牙患者将种植治疗作为首选的治疗方案。

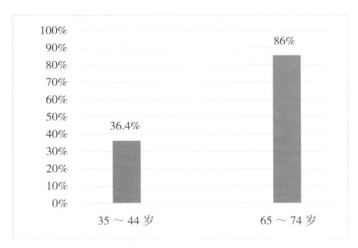

各年龄组缺牙率

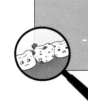

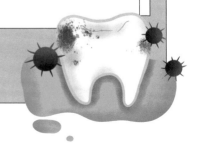

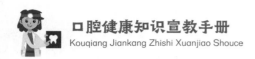

 种植牙——"人类的第三副牙齿"

人的一生拥有乳牙、恒牙两副牙齿。正常情况下，乳牙在六七岁时逐渐被恒牙替换，而恒牙则会伴随终生。但在长期使用过程中，龋病、牙周病、外伤、磨损等因素会导致恒牙过早缺损甚至脱落，长期缺牙且不及时修复会导致一系列问题，如相邻牙倾斜移位、咬合紊乱、影响咀嚼功能等。种植牙的出现解决了患者因缺牙而遭受的各种问题，它具有良好的生物相容性，能够恢复原有的咀嚼功能，因此被誉为"人类的第三副牙齿"。

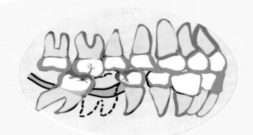

（一） **什么是种植牙**

种植牙是牙齿缺失后修复方式中的一种。它通过手术方式在缺牙区的牙槽骨内植入用纯钛制作的人工牙根，等人工牙根与骨结合后，在上面连接基台，安装牙冠，从而恢复缺牙的形态和功能。

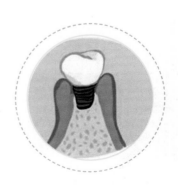

（二） 种植牙由哪几个部分组成

　　种植牙是由种植体（人工牙根）、基台、牙冠三部分组成，通过在牙槽骨内植入种植体，在其上方连接基台安装牙冠，以达到行使天然牙的功能。

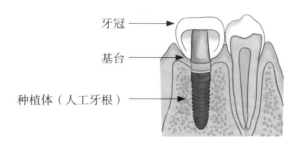

牙冠
基台
种植体（人工牙根）

种植牙的组成

（三） 种植牙的优点有哪些

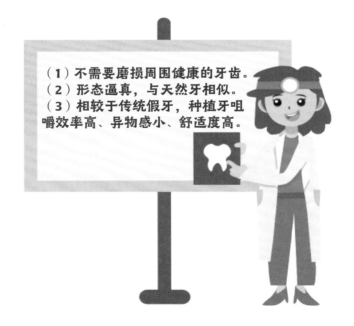

（1）不需要磨损周围健康的牙齿。
（2）形态逼真，与天然牙相似。
（3）相较于传统假牙，种植牙咀嚼效率高、异物感小、舒适度高。

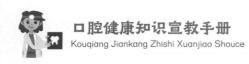

二 人人都能种牙吗

（一） 哪些人可以种牙

　　在临床上种植牙手术无特殊的年龄限制，一般来说，即使是老年人，只要身体健康或慢性病在得到有效治疗后都可以种牙。但是，青少年患者颌骨发育尚未完成，一般建议18岁以后再进行种牙。

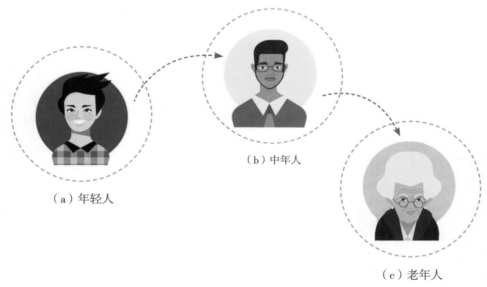

（a）年轻人

（b）中年人

（c）老年人

适合种牙人群

扫一扫二维码
了解更多

什么是种植牙

（二） 哪些人不适合种牙

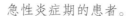

急性炎症期的患者。

口腔卫生差，严重牙周问题未得到妥善治疗的患者。

全身状况差或患有严重系统疾病（如未得到控制的糖尿病、高血压等）的患者。

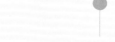

正在接受放疗和化疗、抗凝血制剂、类固醇激素治疗者。

存在心理或精神障碍的患者。

孕期、月经期妇女。

发育未成熟的青少年（18周岁以下）。

三 种植牙要经历哪些过程

种植牙的治疗过程主要分为手术前检查、种植一期手术、种植二期手术以及安装种植牙冠四个阶段。

（一）手术前检查

1 口腔检查

确定患者是否适合种牙。

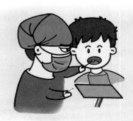

2 影像学检查

拍摄口腔CBCT片（Cone Beam Computed Tomography，也称锥形束CT），以确定患者种几颗牙、怎么种。

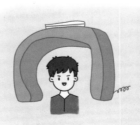

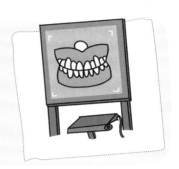

医生通过CBCT片观察缺牙区牙槽骨密度及邻牙等情况，避开上颌窦、下颌神经管、颏孔等重要的解剖位置，确定种植位置、方向和深度，选择种植体。

3 血液检查

了解患者的全身健康状况，排除系统性疾病。

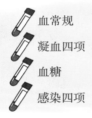

血常规

凝血四项

血糖

感染四项

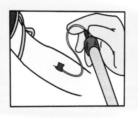

（二）种植一期手术

局部麻醉下将种植体（人工牙根）植入牙槽骨内，将黏膜进行关闭缝合，种植体于3～6个月后与牙槽骨结合。

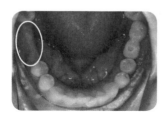

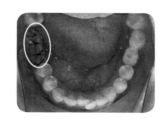

（a）种植一期手术前　　　　（b）种植一期手术后

种植一期手术

图片来源：本组图片由邢晓建医生提供。

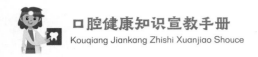

种植一期手术前应注意什么

手术前，患者应保持良好的饮食习惯和作息规律；术前一周进行牙周洁治，减少术后感染风险；完成术前各项检查，把心态调整到最佳状态。

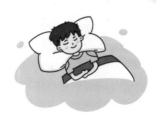

有内分泌系统、免疫系统、循环系统等慢性系统性疾病且长期服药的患者，手术前应告知医生相关病史。

手术前忌空腹，避免打麻醉药引起晕厥反应。

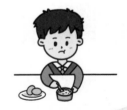

术前一周尽量避免吸烟、饮酒。女性接受手术应避开月经期，男性术前应刮胡须。

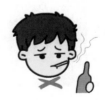

种植一期手术中应注意什么

（1）用鼻呼吸，避免误吸、误吞引起呛咳或窒息。

（2）术中冷却水为无菌生理盐水，少量吞入对身体没有危害。

（3）有不适或疼痛时，可发出声音提示医生，但不能随意举手、讲话及转动头部和躯干，以防种植手机在高速运转中损伤口腔及面部组织。

种植一期手术后应注意什么

需轻咬口内棉球30分钟后再吐出。术后24小时内术区会有少量出血，可自行停止，若出血不止，应及时就诊。术后48小时内可用冰块间断冰敷。

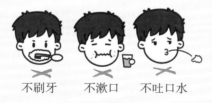

不刷牙　　不漱口　　不吐口水

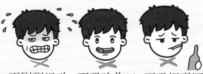

不剧烈运动　不吸吮伤口　不吸烟喝酒

24小时内做到"六不"

注意饮食及口腔卫生，手术当天应进温、凉、软食，禁食热、硬、辛辣刺激的食物，忌用术侧牙咀嚼食物。

由于患者的体质及手术过程不同，术后可能会出现不同的症状反应。

术后出现轻微的肿胀疼痛都属于正常反应。严重者会出现局部水肿及瘀斑，一般持续3～5天可消退。应遵医嘱服用消炎药和止痛药。

术后7～10天复诊拆线，观察伤口愈合情况。

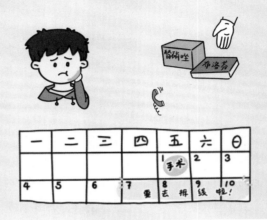

（三）种植二期手术

种植二期手术适应于骨质条件欠佳、有大量植骨的患者。在种植一期手术3～6个月后，待种植体与牙槽骨结合稳固、种植体周围软组织呈稳定状态，在局部麻醉下切开牙龈，取出覆盖螺丝，放置愈合基台，等待软组织塑形。

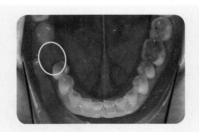
（a）种植二期手术前

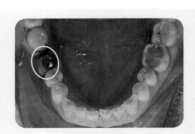
（b）种植二期手术后

种植二期手术

图片来源：本组图片由邢晓建医生提供。

种植二期手术中应注意什么

（1）手术当天避免空腹，以免打麻醉药引起晕厥反应。

（2）治疗过程采用鼻呼吸，不用口呼吸，避免误吞细小器械。

（3）如遇细小器械掉入口中，应将头偏向一侧，轻轻吐出，不可做吞咽动作。

种植二期手术后应注意什么

2小时后可适量进食及饮水，温度不宜过热，避免用术区咀嚼。

轻咬口内棉球30分钟后吐出。不要频繁漱口，避免伤口渗血。

保持口腔清洁，养成餐后刷牙的习惯。

愈合基台如松脱或异常，应及时到医院就诊。

（四） 安装种植牙冠

种植二期术后2～4周，通过数字化口腔扫描技术制取模型，根据种植系统及口内的情况选择合适的修复基台，完成最后的义齿制作及戴牙的过程。

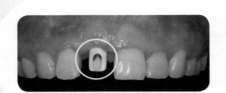
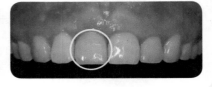

（a）安装永久基台　　　　　（b）种植牙冠完成

安装种植牙冠

图片来源：本组图片由邢晓建医生提供。

安装种植牙冠治疗中应注意什么

（1）在试戴基台与牙冠的过程中，牙龈可能会有轻微胀痛，此症状通常会较快得到缓解。

（2）操作过程中有不适可举左手，不可转动头部和躯干，以防高速涡轮手机在高速运转中损伤口腔及面部组织。

（3）如遇基台、牙冠、螺丝等细小配件及器械掉入口中，应将头偏向一侧，轻轻吐出，不可做吞咽动作。

安装种植牙冠治疗后应注意什么

种植牙冠粘接2小时后方可进食。应遵循先进软食，再过渡到较韧食物的原则。建议第一周以软食为主，第二周可进略带嚼劲的食物，第三周进食带较多纤维及质地较韧的食物，第四周尝试进食质地偏硬的食物。

大多数种植牙在术后一周内就能适应正常咀嚼，但应避免用种植牙咬过硬的食物，如骨头、甘蔗、坚果等，防止种植牙受力过大而影响其使用寿命。

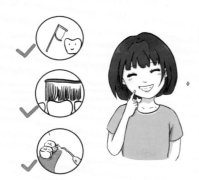

保持口腔清洁，养成餐后刷牙的习惯，牙缝间可以使用牙线和牙间隙刷清洁。每年至少洁牙一次，以维护牙周健康。

定期复查，安装种植牙冠后第1、3、6、12个月应进行复诊，往后每半年到一年复诊一次，检查种植体是否松动、出现咬合不协调等，如有异常，应及时处理。

有夜磨牙习惯的患者，建议晚上佩戴夜磨牙垫，其对天然牙和种植牙均有较好的保护作用。

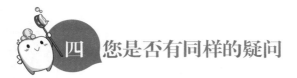

四 您是否有同样的疑问

（一） 做种植牙手术痛吗

种植牙手术其实是一个较小的牙槽外科手术，种植牙手术后的创伤类似拔牙，甚至比拔牙的创伤还小。在做种植牙手术前，医生会给患者打麻药。手术过程中患者的嘴角会有牵拉感，种植手机的钻针也会带来轻微的震动感，种植体植入时还会有轻微的胀痛感。实际上，大多数接受过种植牙手术的患者反馈术后疼痛是可以忍受的。

对于较为复杂的种植手术，需要全口种植或有基础疾病的患者，全身静脉麻醉是一种更为安全、舒适的种植手术方式。

（二） 种植牙从无到有，需要多久

一般完成种植牙整个治疗过程需要4～6个月，较为复杂的植骨手术或结合其他治疗，则需要更长的时间。

（三） 种植牙的寿命有多长

据报道，瑞典的Branemark教授在20世纪50年代进行的一次试验中偶然发现钛金属与人体骨组织有着良好的生物相容性。他于1965年治疗了第一位种植牙患者，其种植牙完好地使用了42年，直到该患者去世。种植牙与天然牙齿不同，种植牙不像天然牙那样有牙周膜和神经分布，缺少对疼痛等知觉的感知力，所以，当种植体周围产生炎症时，早期很难发现。种植牙只要维护得当，定期接受复查，绝大多数都可以延长使用寿命。

（四）　种植牙会影响核磁共振检查吗

种植牙由种植体、基台、牙冠组成。种植体和基台的主要成分是纯钛或钛合金，钛是目前相容性最好的金属，它没有磁性，不会被磁铁吸附，在核磁共振的图像中不会产生伪影和干扰。种植体上的牙冠主要分为两个部分：烤瓷冠和全瓷冠。含有金属的烤瓷冠会产生一定的伪影和干扰，从而影响诊断的准确性；选择全瓷冠的种植牙不会产生伪影，因此不会影响核磁共振检查。

（五）　如何使用清洁工具维护种植牙

① 刷牙

刷牙是控制牙菌斑最有效的清洁方法，应将各个牙面包括种植牙殆面、颊（唇）舌面清洁干净。每天至少刷牙2次，每次不少于3分钟。

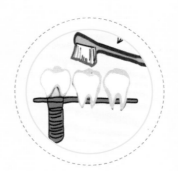

② 牙线

牙线可以有效去除种植体周围的菌斑和食物残渣，最好是在每次进食后使用；通过牙间隙时，拉锯式向牙龈方向用力，直上直下用力易损伤牙龈。

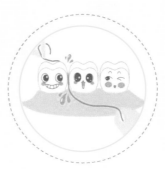

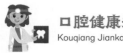

③ 牙间隙刷

种植牙的某些部位是牙刷和牙线难以清洁的，使用牙间隙刷能轻而易举地进入这些部位，它可减少对牙龈的损害并能彻底清洁种植牙的邻间隙。

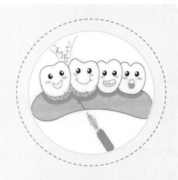

④ 冲牙器

冲牙器可以很好地清洁牙刷、牙线清洁不到的"死角"，科学地利用冲牙器可以将牙齿的细小缝隙冲干净，同时可对种植体周围的口腔黏膜进行冲洗按摩，有利于种植体周围软组织的健康。

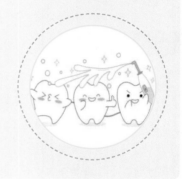

扫一扫二维码
了解更多

如何做好种植牙的日常维护

五 口腔种植新时代——数字化种植技术

（一）什么是数字化种植技术

　　数字化种植技术是利用数字化导板引导种植体更精确地植入、采用微创种植技术以减少手术创伤的一种更安全的手术方法。通过CBCT片和口内扫描获取口腔内软硬组织的信息，利用计算机辅助设计技术进行颌骨模型的三维重建，在重建的模型上进行种植手术方案设计，确定最适合的种植手术方案。

（二）数字化种植与传统种植有什么不同

类型	数字化种植	传统种植
手术方案	计算机辅助种植设计	依靠医生临床经验设计
精准性	数字化导板引导种植体精准植入	术中根据经验判断
舒适性	手术时间短、舒适度高	手术时间长、舒适度低
创伤大小	微创、出血少	需要翻瓣、缝合，创伤大
手术风险控制	种植导板＋依靠医生临床经验完成	依靠医生临床经验完成

（三）数字化种植导板的作用是什么

　　种植导板是医生手术钻孔时用以导向的，它是一个完全个性化的、数字化设计和制造的手术辅助工具，承载了种植方案中种植体的位置、角度和深度等关键参数，能帮助医生实现精确种植手术。

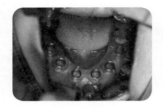 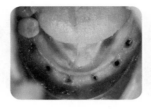 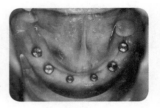

（a）种植导板口内就位　　　（b）微创环形切口　　　（c）实现精准植入

数字化种植导板手术流程

图片来源：本组图片由邢晓建医生提供。

（四）　揭开精准数字化种植技术的神秘面纱

随着CBCT精确度的不断提高，以及计算机辅助设计软件和3D打印设备的开发与完善，数字化口腔种植技术日臻成熟。在口腔种植中，临床医生利用数字化技术进行术前方案设计。其中，CBCT扫描数据用于对骨量及骨结构进行评估，计算机辅助设计软件用于对种植方案的虚拟设计，3D打印技术用于种植导板的制作。利用精准数字化种植技术，可以将软件中设计的方案精确转移至患者口内，从而获得最理想、最精确的种植体三维空间位置，避免术中出现不必要的风险。

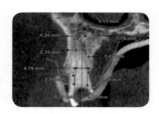 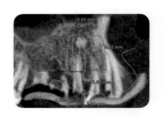

（a）通过CBCT界面设计种植体植入位置

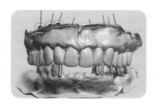 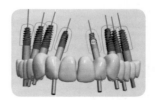

（b）以修复为导向确定种植体植入位置

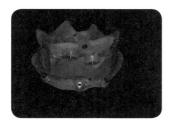
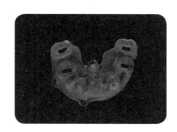

（c）3D打印种植手术导板

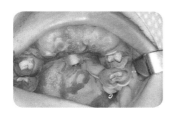
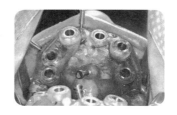

（d）在数字化导板引导下进行种植一期手术

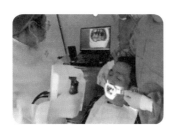
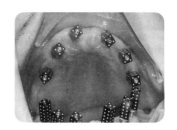

（e）数字化扫描种植取模过程

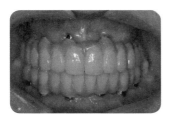
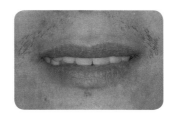

（f）戴入修复体，完成修复

精准数字化种植技术流程

图片来源：本组图片由邢晓建医生、李迎春医生提供。

口腔正畸科
健康宣教

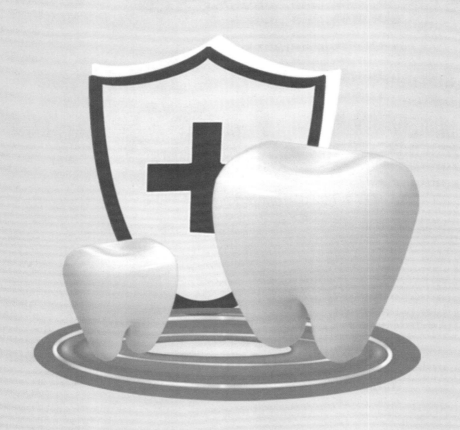

牙齿是人体的重要器官之一，日常生活中主要负责对食物的切咬、咀嚼等，且关乎面部协调及美观。牙齿作为人体最坚硬的部分，由于受到各种因素的影响，牙齿的结构和牙弓形态等容易出现异常，如龅牙、"地包天"、牙齿前突等，在临床上通常采用牙齿矫正治疗来改善以上问题。随着社会的发展，人们对于生活品质的要求逐渐提高，越来越多的人开始了解并进行牙齿矫正治疗，以改善牙齿咬合状况，并达到美学要求。随着口腔医学技术的日益提高，正畸矫正的材料及方式也在不断更新，针对不同患者对疗效、美观性及舒适度的要求，可提供更多的治疗选择。

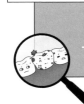
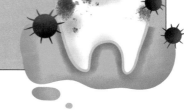

您了解牙齿矫正吗

（一） 为什么越来越多的人选择牙齿矫正

在人类的进化历史中，各个器官的退化程度相对不同，其中牙齿较颌骨退化速度慢，且人们饮食越来越精细，造成牙列拥挤的概率越来越高。随着经济快速发展，人们越来越重视保持牙齿健康，越来越多的人开始了解并进行牙齿矫正。

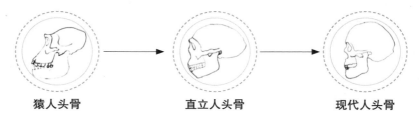

猿人头骨　　　　　　直立人头骨　　　　　　现代人头骨

（二） 什么情况下需要做牙齿矫正

① 牙列拥挤

牙列拥挤即牙齿排列不齐。

危害：拥挤不齐的牙齿，不仅影响美观与咀嚼功能，而且增大口腔清洁难度，易导致牙齿龋坏及牙周炎症的发生。

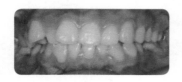
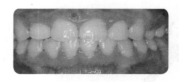

（a）牙列拥挤矫正前　　　　　　　（b）牙列拥挤矫正后

牙列拥挤矫正

图片来源：本组图片由刘慧君医生提供。

② 牙列稀疏

牙列稀疏即牙齿之间存有间隙。

危害：牙与牙之间的间隙较宽，容易导致食物残渣的堆积，造成牙周炎症，也会导致发音不清、口齿漏风、不美观等问题。

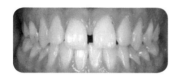
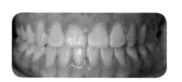

（a）牙列稀疏矫正前　　　　　　　（b）牙列稀疏矫正后

牙列稀疏矫正

图片来源：本组图片由段娇红医生提供。

③ 牙齿反𬌗

牙齿反𬌗即"地包天"，口腔表现为下牙列位于上牙列的前面。

危害：上下牙齿无法正常咬合，前牙无法有效切断食物，导致咀嚼效率低、面部美观度低，情况严重者会影响人的身心健康。

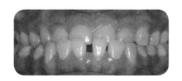
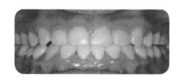

（a）牙齿反𬌗矫正前　　　　　　　（b）牙齿反𬌗矫正后

牙齿反𬌗矫正

图片来源：本组图片由刘慧君医生提供。

④ 牙齿开𬌗

牙齿开𬌗即在上下牙齿进行咬合的状态下，部分牙齿无接触。

危害：上下牙齿无接触，无法充分咀嚼食物，易导致胃肠疾病。

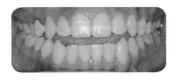
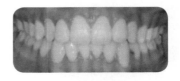

（a）牙齿开殆矫正前　　　　　　（b）牙齿开殆矫正后

牙齿开殆矫正

图片来源：本组图片由刘慧君医生提供。

（三）牙齿矫正有没有年龄限制

　　牙齿矫正治疗没有确切的年龄限制，如果发现牙齿有错殆畸形，建议到专业的医院就诊，医生会根据患者牙齿情况，制订相应的矫正方案。

二 矫治器的种类有哪些

在矫正开始前，医生会根据收集的资料进行数据分析，制订矫正方案。您可以根据医生给出的方案选择最适合自己的矫治器。矫治器的种类有固定矫治器、隐形矫治器、功能矫治器和活动矫治器。

（一） 固定矫治器

固定矫治器固位相对良好，一般由带环、托槽和弓丝三部分组成。其固位力量充分，可以施加各种类型的矫治力，利于大多数牙齿的移动。其能有效地控制牙齿的移动方向，具有体积小、较舒适、不影响发音等优点。

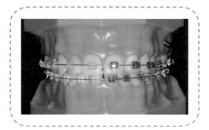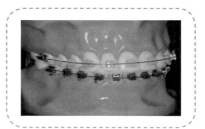

固定矫治器

图片来源：本组图片由周专元技师提供。

（二） 隐形矫治器

隐形矫治器是根据每个人的口腔实际情况，通过计算机辅助三维诊断、设计和制造系统，用一系列个性化透明矫治器来完成对牙齿的矫正。

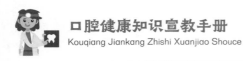

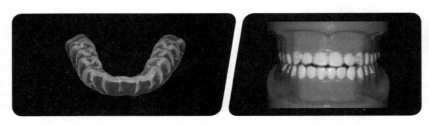

隐形矫治器

图片来源：本组图片由周专元技师提供。

（三）　功能矫治器

　　功能矫治器是一种依靠肌功能发挥作用的可摘矫治器，其本身不产生任何矫治力，而是通过改变口面肌功能，促进殆发育和颅面生长，从而达到矫正效果。

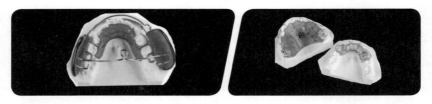

功能矫治器

图片来源：本组图片由张志新技师提供。

（四）　活动矫治器

　　活动矫治器是一种可自行摘戴的矫治装置，为了特定的牙齿移动而进行相应的设计。活动矫治器种类有很多，如殆垫舌簧矫治器等。

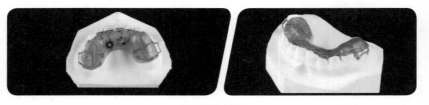

活动矫治器

图片来源：本组图片由张志新技师提供。

三 牙齿矫正要经历哪些过程

在牙齿矫正开始之前，医生要留取相关资料，进行口内、颌面部检查，拍摄CBCT片、头颅侧位片、面相照片、口内照片等。这些资料将给医生制订治疗方案提供具体的数据。

（一） 治疗前检查

1 口内、颌面部检查

口内检查用于了解患者的口腔卫生状况、牙齿数目、牙周组织等情况。颌面部检查用于观察患者颌面部外形的对称性、比例的协调性、侧面形态、轮廓以及下颌运动时的开口度和开口型等情况。这些检查有助于医生做出正确的诊断，制订完善的治疗计划。

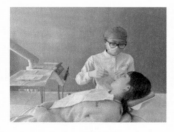
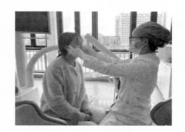

（a）口内检查　　　　　　　　（b）颌面部检查

口内、颌面部检查

图片来源：本组图片由徐焰医生提供。

2 影像学检查

通过CBCT片和头颅侧位片可以观察牙根、牙槽骨等情况，为患者制订矫正方案提供依据。

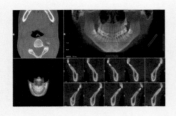 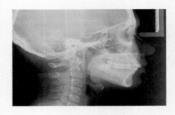

（a）CBCT片　　　　　　　　　　（b）头颅侧位片

影像学检查

图片来源：本组图片由徐焰医生提供。

③ 面相、口内照片拍摄

面相、口内照片拍摄同医生记录病历一样，是用于资料保存、观察牙齿移动变化和记录矫正过程的重要方式。

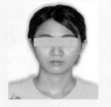 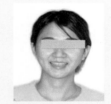 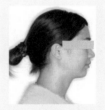

（a）正面静息位照　　　（b）正面微笑照　　　（c）侧面静态照

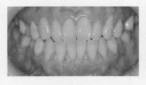 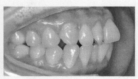 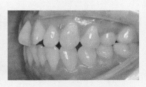

（d）正面咬殆照　　　（e）右侧咬殆照　　　（f）左侧咬殆照

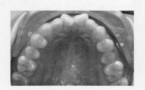 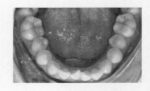

（g）上牙列殆面照　　　　　　（h）下牙列殆面照

面相、口内照片拍摄

图片来源：本组图片由徐焰医生提供。

④ 数字化口内扫描

以数字化口内扫描取代传统石膏取模，更加便捷、高效。扫描数据建立后，通过3D打印技术打印患者牙齿模型，便于医生对牙齿的测量分析。

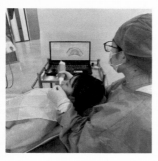 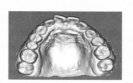 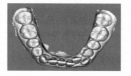

（a）口内数据采集　　　　　　（b）数字化模型

数字化口内扫描

图片来源：本组图片由徐焰医生提供。

（二）　设计矫正方案

医生基于患者主诉、矫正治疗前检查结果、患者实际牙颌面情况和临床数据测量分析，制订完善的矫正方案。

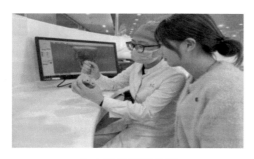

（a）数据测量分析　　　　　　（b）确定矫正方案

设计矫正方案

图片来源：本组图片由徐焰医生提供。

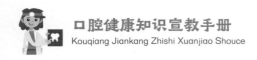
（三） 佩戴矫治器

完成准备工作后，就可以佩戴矫治器了。固定矫治器由托槽和弓丝组成，需要将托槽固定粘接在牙面上，每4～6周复诊一次。隐形矫治器需要粘接树脂附件，每1～3个月复诊一次，由医生对矫治器进行调整。

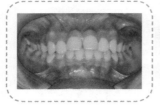 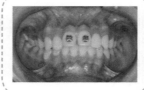 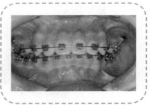

（a）佩戴固定矫治器前　　（b）佩戴固定矫治器中　　（c）佩戴固定矫治器后

佩戴固定矫治器

图片来源：本组图片由徐焰医生提供。

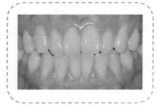 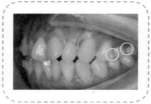 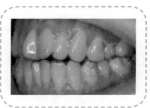

（a）佩戴隐形矫治器前　　（b）佩戴隐形矫治器中　　（c）佩戴隐形矫治器后

佩戴隐形矫治器

图片来源：本组图片由段娇红医生提供。

四 佩戴固定矫治器应注意什么

（一）矫正期间如何维护口腔卫生

矫正患者要特别注意口腔卫生，养成餐后刷牙的习惯。如果牙齿没有被刷干净，长期下去会导致牙龈炎、牙周疾病、牙齿表面脱矿、牙齿缺损及龋齿的发生。

1 矫正期间怎样有效刷牙

牙齿矫正期间，每次进食后都应刷牙。将牙刷倾斜45°放置于牙面与牙间隙之间，刷毛尽量进入龈沟和牙缝内，然后顺着牙龈竖刷，在托槽周围打圈刷，动作轻柔，按上下内外的顺序清洁每个牙齿和牙面。

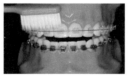

（a）以2颗牙为一组，刷毛与牙齿长轴呈45°向下倾斜，放置于托槽上方并小幅度颤动

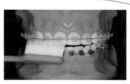

（b）以2颗牙为一组，刷毛尽量进入龈沟和牙缝内，顺着牙龈竖刷

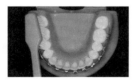

（c）以2颗牙为一组，刷毛放置于牙齿咬合面，清洁窝沟内部的食物残渣

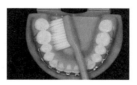

（d）以2颗牙为一组，刷毛与牙体呈45°向下倾斜，放置于牙齿内侧，小幅度颤动3～5秒后向上拂刷

矫正期间的刷牙方法

图片来源：本组图片由裴红霞护士提供。

② 如何正确使用牙间隙刷

牙间隙刷用于清洁固定矫治器的牙面，戴上固定矫治器后，由于弓丝的阻碍，牙齿会比较难清洁。除每天早上起床及晚上睡前清洁矫治器外，每次进食后也需要刷牙和清洁矫治器。

矫正期间如何清洁牙齿

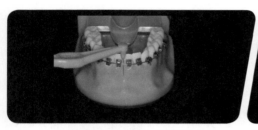 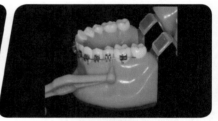

（a）使用牙间隙刷清洁被弓丝遮挡的牙面以及托槽四周

（b）将牙间隙刷置于弓丝下及两颗牙齿缝隙之间，沿内外方向轻柔反复刷动

矫正期间牙间隙刷的使用方法

图片来源：本组图片由裴红霞护士提供。

③ 如何正确使用牙线

牙齿矫正期间，使用牙线可以有效清洁牙齿邻面的菌斑，以降低邻面龋坏的概率。特别对于凹凸不平的牙面，牙线的清洁效果更好。

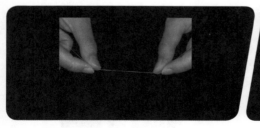 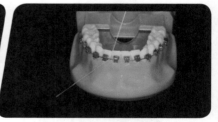

（a）取一前臂长的牙线，将两端缠绕于双手食指与大拇指

（b）将牙线从弓丝下穿过，上下滑动清洁牙齿邻接面

矫正期间牙线的使用方法

图片来源：本组图片由裴红霞护士提供。

（二）矫正期间为什么要用正畸保护蜡

初戴固定矫治器或每次复诊加力时，牙齿可能会出现轻度不适或疼痛，甚至会出现口腔溃疡，一般持续3～5天。如疼痛严重，应及时就诊。当出现矫治器刮伤黏膜症状时，可使用正畸保护蜡，以保护唇颊侧黏膜。

扫一扫二维码
了解更多

如何使用正畸保护蜡

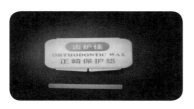

（a）截取一小段保护蜡

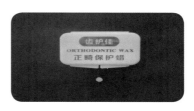

（b）将保护蜡揉搓成球状

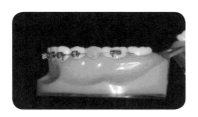

（c）放置于扎嘴的托槽上面

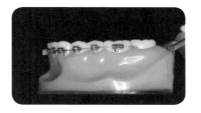

（d）刷牙时取下更换

正畸保护蜡的使用方法

图片来源：本组图片由周专元技师提供。

（三）矫正期间如何做好饮食管理

在固定矫治过程中，避免吃过硬、过黏的食物，切勿做啃食的动作。

（1）对于带骨的食物（如排骨、鸡翅、鸭脖等），应剔骨后食用，避免吃过黏的食物（如年糕、口香糖、糍粑等），尽量将食物煮至软烂，

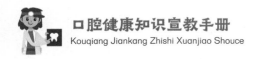
细嚼慢咽。

（2）水果可切成小块食用，以免托槽脱落，影响矫正疗程。尽量挑选小块、易咀嚼的食物，餐后及时刷牙，防止托槽与牙齿之间存留食物残渣，而影响牙齿健康。

（四）矫正期间发生意外情况应如何处理

佩戴固定矫治器过程中若出现带环移位及托槽松动、脱落、弓丝扎嘴、黏膜损伤等情况，应把脱落的托槽保存好，及时联系医生进行处理，以免影响矫正疗程。

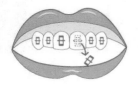
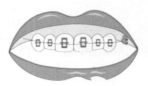

（a）托槽脱落　　　　　　　（b）黏膜损伤

矫正期间发生的意外情况

图片来源：本组图片由张嘉仪提供。

五 佩戴隐形矫治器应注意什么

（一） 如何正确佩戴隐形矫治器

　　戴矫治器前，应确认目前戴的是第几副矫治器，分清上下颌。先佩戴前牙部分矫治器，再分次佩戴两侧后牙部分矫治器，上下矫治器均就位后，使用咬胶确保矫治器与牙齿紧密贴合。取下矫治器时，应采取相反的顺序，从舌侧进入，先使后牙区的矫治器脱位，再从后向前脱下前牙矫治器。

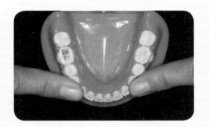 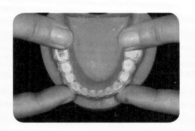

（a）前牙矫治器就位　　　　　　　（b）后牙矫治器就位

佩戴隐形矫治器的方法

图片来源：本组图片由裴红霞护士提供。

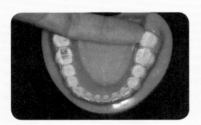 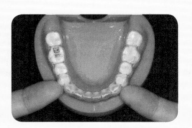

（a）后牙矫治器脱位　　　　　　　（b）前牙矫治器脱位

摘取隐形矫治器的方法

图片来源：本组图片由裴红霞护士提供。

（二） 如何正确使用咬胶

每次重新戴矫治器或更换新的矫治器时，建议从后牙依次向前牙使用咬胶，每次5分钟，使牙齿和矫治器更贴合。

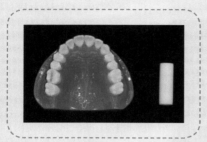 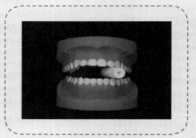

（a）咬胶 　　　　　　　　　　　　　　（b）咬胶的使用

咬胶的使用方法

图片来源：本组图片由周专元技师提供。

（三） 口内附件脱落怎么办

初次佩戴矫治器或复诊时，牙齿上需要粘接相应的附件辅助牙齿移动。医生会告知患者口内附件的具体个数及位置，患者在摘戴矫治器时应注意防止附件的脱落。如果出现附件脱落的情况，请及时与医生联系，以便重新粘接。在重新粘接附件之前，不要佩戴下一副矫治器。

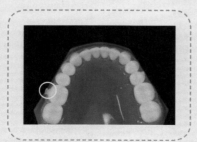 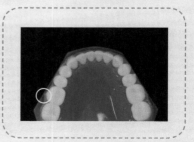

（a）隐形附件 　　　　　　　　　　　　（b）隐形附件脱落

隐形矫治器的口内附件

图片来源：本组图片由周专元技师提供。

（四） 如何保存与清洁隐形矫治器

　　每天应佩戴矫治器不少于22小时，除了在就餐时取下外，其余时间均应佩戴矫治器。取下矫治器后，应将其保存在专用的盒子中，以免丢失。矫治器可以使用牙刷清洁，也可用流动清水冲洗，但不可使用漱口水、假牙清洁剂、酒精刷洗或浸泡，也不可用热水浸泡，以免矫治器变形导致无法佩戴。

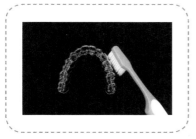

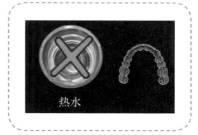

（a）使用牙刷清洁　　　　　　　　（b）不可使用热水浸泡

隐形矫治器的清洁方法

图片来源：本组图片由周专元技师提供。

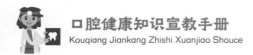

六 佩戴功能矫治器和活动矫治器应注意什么

（一） 如何有效佩戴功能矫治器和活动矫治器

　　功能矫治器和活动矫治器大多数需要自行摘戴。应严格按照治疗要求的方式和时间来进行佩戴，若佩戴时间不足，则会影响治疗效果。如果患者年龄较小，自制力较差，则需要家属进行辅助并督促其按时佩戴。良好的佩戴习惯有利于后期的矫治效果。

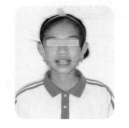 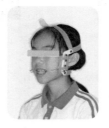 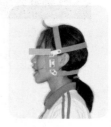

（a）功能矫治器正面照　　　（b）功能矫治器侧面45°照　　　（c）功能矫治器侧面90°照

佩戴功能矫治器

图片来源：本组图片由刘慧君医生提供。

（二） 如何清洁与维护功能矫治器和活动矫治器

　　对功能矫治器和活动矫治器既可用牙刷清洁，也可用流动清水冲洗，但切忌使用热水、消毒水浸泡或冲洗，以免矫治器变形导致无法佩戴。两种矫治器都是按照患者牙齿情况制作的，不可自行调整或掰动矫治器上的钢丝、弹簧、卡环等，以免矫治器变形而损伤牙齿。

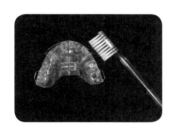

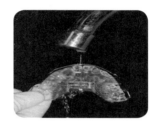

（a）用牙刷清洁　　　　　　　　（b）用流动清水冲洗

矫治器的清洁方法

图片来源：本组图片由周专元技师提供。

（三）　如何处理佩戴矫治器时出现的特殊情况

初戴矫治器时，牙齿可能会有疼痛、酸胀等不适症状，这是正常现象。如果牙龈上有压痛点、牙齿疼痛且持续加剧，应暂停佩戴并保存好矫治器，尽快与医生联系，以便进行处理。如果矫治器上的钢丝、卡环出现变形、脱落等情况，应暂停佩戴并及时复诊修复，以免造成黏膜损伤、矫治器部件误吞等情况。

口腔颌面外科住院部
健康宣教

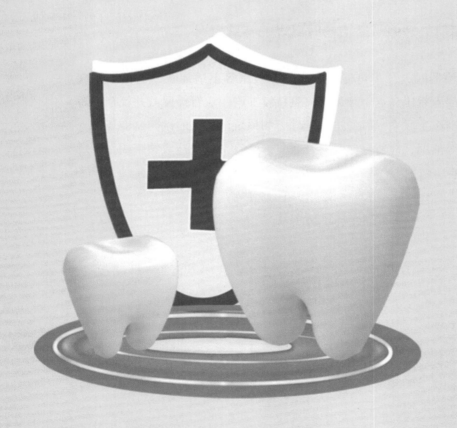

大多数人认为口腔医院只能看牙，其实这是一种误解。其看诊范围除了包含牙齿在内的口腔颌面部，还包括前额发际线以下至颈部锁骨上的软组织（皮肤、唇、颊、舌、腭、牙龈黏膜）、关节、骨骼（上颌骨、下颌骨、颧骨、鼻骨等）、唾液腺等。大型口腔医院除开展门诊牙齿疾病治疗外，一般另设有口腔颌面外科住院部，主要为患者提供以下诊疗服务：

（1）牙颌面畸形的正颌联合正畸治疗。

（2）口腔颌面颈部肿瘤及囊肿的手术治疗。

（3）口腔颌面颈部外伤及面骨骨折的手术治疗。

（4）口腔唾液腺疾病的诊断治疗。

（5）颞下颌关节疾病的诊断治疗。

（6）口腔颌面部神经疾病的诊断治疗。

（7）口腔颌面部感染性疾病的诊断治疗。

（8）舒适化微创拔牙（复杂阻生牙、埋伏牙）、缺失牙种植。

（9）先天及后天性面部畸形的美容整形治疗。

（10）颧骨降低/磨削、下颌角切除/磨削等面形重塑手术。

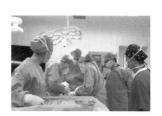

口腔颌面部手术

图片来源：本图片由华泽权医生提供。

下面就让我们一起走进口腔颌面外科住院部，了解更多口腔颌面部相关疾病的健康知识吧。

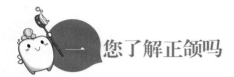

一 您了解正颌吗

（一） 正颌是怎么回事

（1）正颌外科是研究和诊治牙颌面畸形的专业学科，通过切开、移动和重新固定颌骨来恢复其正常的位置关系。

（2）牙颌面畸形是一种因颌骨生长发育异常引起的颌骨体积、形态结构以及与颅面其他骨骼之间的位置关系失调。其常见表现为下颌前突（"地包天""兜齿"）、下颌后缩（"小下巴"）、偏颌、下颌肥大等。

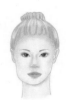

（a）下颌前突　　　　（b）下颌后缩　　　　（c）偏颌

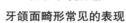

牙颌面畸形常见的表现

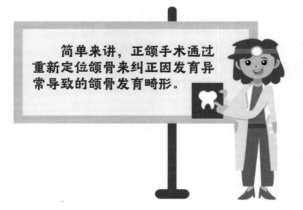

简单来讲，正颌手术通过重新定位颌骨来纠正因发育异常导致的颌骨发育畸形。

（二）　什么情况下会发生牙颌面畸形

（1）先天因素：家族遗传、胎儿发育异常。

（2）后天因素：代谢障碍及内分泌功能失调。

（3）不良习惯：吸手指、用口呼吸。

（4）其他因素：发育期颌面部损伤或感染等。

（三）　怎样判断颌面部发育是否正常

发育正常的颌面部的特点：

（1）外形：匀称，正常人颜面部分为
"三庭五眼"。"三庭"是指脸的长度比
例，即把脸的长度分为三等份；"五眼"
是指脸的宽度比例，即把脸的宽度分为五
等份。

（2）关节：开闭口正常，无弹响，口型
无歪斜。

（3）咬合功能：牙齿大小、形态正常，
排列整齐，中线对齐，咀嚼有力。

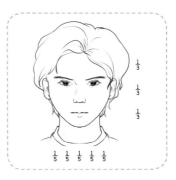

三庭五眼

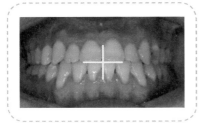 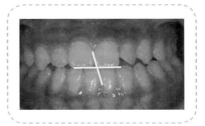

（a）牙列中线对齐　　　　　（b）牙列中线不齐

牙列中线

图片来源：本组图片由华泽权医生提供。

（四） 正颌手术后会留瘢痕吗

正颌手术切口均于口腔内完成，并非在"脸上动刀子"，故面部没有伤口，也不会留有瘢痕。

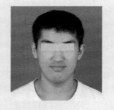 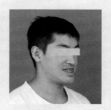 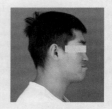

（a）正面照 　　　　（b）侧面45°照 　　　　（c）侧面90°照

下颌前突手术前

图片来源：本组图片由华泽权医生提供。

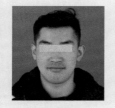 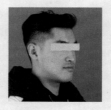 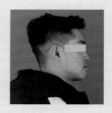

（a）正面照 　　　　（b）侧面45°照 　　　　（c）侧面90°照

下颌前突手术后

图片来源：本组图片由华泽权医生提供。

（五） 正颌手术后伤口多久能愈合

正颌手术后，软组织伤口的恢复一般需要7～10天，骨临床愈合需要6～8周，此时基本功能已恢复。骨组织愈合则需要5～6个月。在愈合过程中，伤口可能出现轻度疼痛、肿胀、瘙痒、少量渗液，均属于正常现象。术后应多漱口，保持口腔清洁，预防感染。

（六） 正颌手术后张口、咀嚼困难怎么办

正颌手术通常需要剥离部分肌肉并进行颌骨移动来重建咬合关系，可能造成口面部肌肉功能下降，导致部分患者不敢正常张口、咀嚼。及时进行面部功能锻炼可有效解决这一问题。

（1）口面肌复健运动，每天3～5次，每次5分钟。

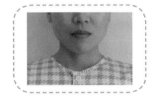 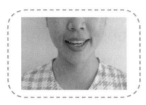 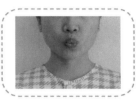

（a）嘴唇轻闭　　　　　（b）发"E"音　　　　　（c）发"U"音

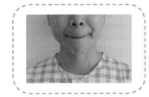 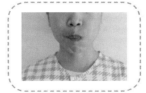 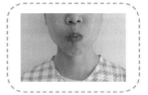

（d）抿嘴唇　　　　　（e）单侧鼓腮　　　　　（f）双侧鼓腮

口面肌复健运动

图片来源：本组图片由范梦护士提供。

（2）张口功能锻炼：分为主动张口训练（自主进行张闭口训练）和被动张口训练（用拇指和食指掰开上下颌进行训练），每日交替进行，每天3～5次，每次30分钟。

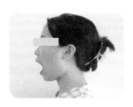 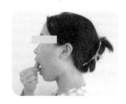

（a）主动张口训练　　　　　　　（b）被动张口训练

张口功能锻炼

图片来源：本组图片由范梦护士提供。

二 口腔颌面部也会长肿瘤吗

口腔颌面部与身体其他器官组织一样也会长肿瘤，而肿瘤是严重威胁人类健康的一类疾病。口腔颌面部肿瘤不仅会影响面部美观，还会造成咀嚼、吞咽、言语、呼吸等功能的障碍。

（一）口腔颌面部肿瘤一定是恶性的吗

口腔颌面部肿瘤分为良性肿瘤、恶性肿瘤和囊肿。

① 良性肿瘤

良性肿瘤一般生长缓慢，呈膨胀性生长，无自觉症状，极少发生转移。例如：色素斑痣、牙龈瘤、牙瘤、成釉细胞瘤、血管瘤等。

② 恶性肿瘤

恶性肿瘤多数生长较快，呈浸润性生长，常伴有疼痛、出血、麻木等，常发生转移。例如：舌癌、唇癌、口底癌、面部皮肤癌等。

③ 囊肿

囊肿生长缓慢，有复发性。例如：皮脂腺囊肿（粉瘤）、根端囊肿、含牙囊肿、鳃裂囊肿、甲状舌管囊肿等。

（二）一起来了解几种常见的口腔颌面部肿瘤

① 成釉细胞瘤

成釉细胞瘤是最常见的牙源性肿瘤，多发生于青壮年，初期多无自觉症状，后期可造成颌骨膨大畸形。成釉细胞瘤典型的X线结果表现为多房性囊肿样阴影。

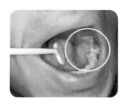

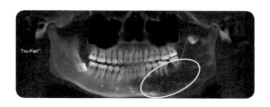

（a）成釉细胞瘤的口内表现　　　　（b）X线结果呈多房性囊肿样阴影

成釉细胞瘤

图片来源：本组图片由王姝琪医生提供。

② 舌癌

舌癌多发生于舌缘及舌尖，恶性程度较高，发展快，常伴有剧烈疼痛，表现为说话、进食及吞咽困难，易早期转移。

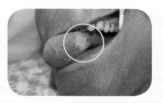

舌癌多由长时间的机械刺激引起，常表现为经久不愈的溃疡。如果口内有尖锐的牙尖或不良修复体造成长期不愈合的溃疡时，建议及早就医。

舌癌

图片来源：本图片由王姝琪医生提供。

③ 唇癌

唇癌是指发生于唇红及口角黏膜处的恶性肿瘤，多见于下唇，早期表现为疱疹样，伴有血痂，或表现为火山口样溃疡或菜花状肿块。唇癌生长较慢，一般无自觉症状。

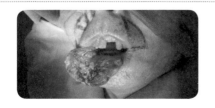

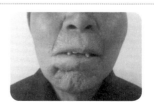

（a）唇癌术前呈菜花状肿块　　　　（b）唇癌术后

唇癌

图片来源：本组图片由华泽权医生提供。

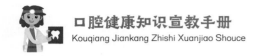
④ 根端囊肿

根端囊肿是最常见的颌骨囊肿，多由于患病牙齿根尖慢性炎症刺激引起。根端囊肿典型的X线结果表现为根尖有一清晰卵圆形透明阴影，周围可见清晰骨反应线。

龋齿长时间得不到重视，极可能引起牙髓炎症。发生牙髓炎症后不及时治疗，又将引起根端囊肿。如发现龋齿，建议及时就诊。

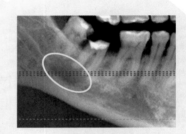

根端囊肿

图片来源：本图片由王姝琪医生提供。

（三）得了口腔颌面部肿瘤应如何治疗

得了口腔颌面部良性肿瘤和囊肿，一般以外科手术治疗为主。得了恶性肿瘤，应根据组织来源、生长部位、肿瘤细胞的分化程度、肿瘤的临床分期及患者的全身状况选择手术、化疗、放疗等治疗手段。

（四）口腔颌面部肿瘤手术后应注意什么

（1）合理膳食：①遵循少量多餐、循序渐进的原则，以清淡易消化的高蛋白、高维生素、多膳食纤维为主；②食物多样化，以谷类为主，增加优质蛋白及抗氧化营养素的摄入；③少盐少油，控糖限酒，建议每日饮水1500～1700毫升。

（2）保持口腔清洁，早晚进行口腔护理，进食后及时漱口。

（3）适当运动，睡眠充足，心态平稳，提高机体抵抗力。

（4）进行功能锻炼，帮助舌癌患者改善发音、吞咽、咀嚼等功能。术后1个月可进行舌肌功能训练，每个动作坚持3秒，每组10～30次。

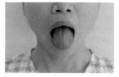 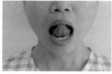 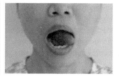 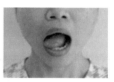

（a）伸舌训练　　（b）舌尖上伸训练　　（c）舌左伸训练　　（d）舌右伸训练

舌肌功能训练

图片来源：本组图片由范梦护士提供。

（五）　您知道预防口腔颌面部肿瘤的方法吗

（1）及时处理残根、残冠、错位牙，磨平锐利的尖牙，去除不良修复体，避免诱发癌肿，尤其是舌、颊及牙龈癌。

（2）及时处理癌前病损，如口腔黏膜白斑、红斑等。

（3）注意口腔卫生，不吃刺激的食物，戒烟、戒酒。

（4）在有害环境下工作时，注意加强防护。

（5）保持精神乐观，对预防肿瘤的发生也有积极的意义。

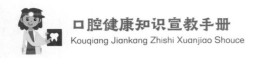
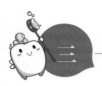 三 一起认识什么是唾液腺疾病

（一） 您知道什么是唾液腺吗

　　唾液腺是颌面部的特殊器官，由三对大唾液腺——腮腺、下颌下腺、舌下腺及散在的小唾液腺组成，其主要作用为分泌唾液。当唾液腺发生疾病时，对口腔健康、吞咽及语言功能均会产生影响。

（二） 常见的唾液腺疾病有哪些

　　唾液腺疾病分为非肿瘤性疾病、瘤样病变和唾液腺肿瘤。
　　（1）非肿瘤性疾病常见有唾液腺炎（腮腺炎）、唾液腺结石病等。

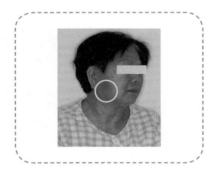
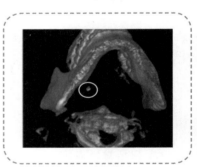

（a）唾液腺炎　　　　　　　　　　（b）唾液腺结石三维重建图像

唾液腺疾病

图片来源：本组图片由王姝琪医生提供。

　　（2）唾液腺瘤样病变包括唾液腺黏液囊肿、腮腺囊肿和唾液腺良性肥大，其中以舌下腺囊肿较为常见。

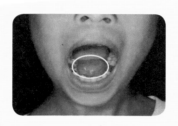

舌下腺囊肿
图片来源：本图片由李延超医生提供。

（3）唾液腺肿瘤根据解剖部位的不同，有腮腺肿瘤、下颌下腺肿瘤、舌下腺肿瘤、小唾液腺肿瘤，其中以腮腺肿瘤最为常见。

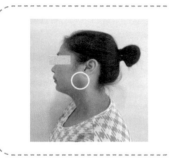

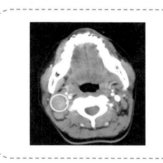

（a）腮腺肿瘤面观　　　　　　（b）腮腺肿瘤的CT表现

腮腺肿瘤
图片来源：本组图片由华泽权医生提供。

（三）　**唾液腺手术后，颜面部会发生哪些改变**

（1）肿瘤较大者可能会出现术区凹陷。

（2）部分患者会出现耳垂和耳周麻木，一般会慢慢缓解。

（3）面部会出现手术创伤产生的瘢痕，可通过疤痕整形改善。

（4）部分患者在进食时，手术一侧的面部皮肤会发红和出汗。

（5）因手术可能伤及面神经，术后部分患者可能会出现患侧鼻唇沟变浅、不能闭眼、口角歪斜等面瘫症状。

（四）唾液腺手术后，为什么要把头包成"木乃伊"

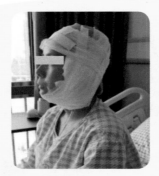

唾液腺手术后

图片来源：本图片由钟清护士提供。

头部绷带包扎是预防涎瘘的必要措施，一般会保留10天左右。如果纱布绑得过紧、过松或有不适感，应及时告知医护人员。

（五）唾液腺手术后应该吃什么、怎么吃

（1）限制酸性食物摄入，避免刺激唾液腺分泌唾液，预防涎瘘。

（2）少量多次饮水，以促进腮腺导管口炎症的消退。

（3）进食高蛋白、高热量、无渣、不含纤维素的流质、半流质饮食。

（4）少食多餐，定时定量进食，减少张口咀嚼，减少唾液分泌以免刺激切口。

四 带您了解口腔颌面部外伤那些事

（一）口腔颌面部外伤有哪些类型

颌面部外伤多因工伤、运动损伤、交通事故和生活中的意外伤害所致，包括颌面部软组织损伤和骨折。

（1）颌面部软组织损伤包括擦伤、挫伤、扭伤、冻伤、切割伤、撕裂伤、刺伤、咬伤及火器伤等。

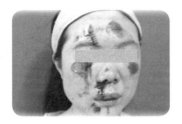
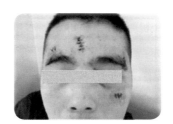

（a）颌面部软组织挫伤　　　　　　（b）颌面部软组织切割伤

颌面部软组织损伤

图片来源：本组图片由华泽权医生提供。

（2）颌面部骨折可分为牙折断、牙脱臼、牙槽骨骨折、颌骨骨折、颧骨颧弓骨折、鼻骨骨折等。

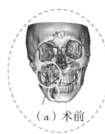
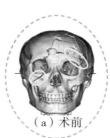

（a）术前　　（b）术后　　　　　（a）术前　　（b）术后

牙槽骨骨折、上下颌骨骨折　　　　**上颌骨骨折、颧骨颧弓骨折**

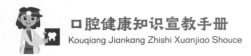

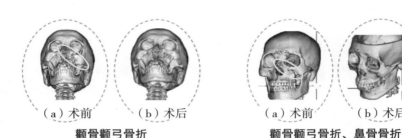

（a）术前　　（b）术后　　　　　（a）术前　　　（b）术后

颧骨颧弓骨折　　　　　　　颧骨颧弓骨折、鼻骨骨折

图片来源：本组图片由华泽权医生提供。

（二）　口腔颌面部外伤有什么表现

（1）颌面部软组织损伤，局部常伴有出血症状，严重者可致呼吸不畅，甚至呼吸道阻塞。若损伤波及面神经，部分患者可能会出现鼻唇沟变浅、不能闭眼、口角歪斜等症状。

（2）颌面部骨折，常伴有出血、肿胀、疼痛、骨折移位、感觉异常和功能障碍等骨折共性表现。尤其需要警惕颌面部骨折常联合的颅脑损伤，发生颌面部骨折后需及时就诊。

（三）　发生口腔颌面部外伤该怎么治疗

① 颌面部软组织损伤

先处理可能危及生命的大出血和窒息，尽早清创缝合，并予抗炎治疗及注射破伤风抗毒素。

② 颌面部骨折

骨折无变形者应予保守治疗，复杂性骨折应行骨折复位，常规清创。

③ 颌面部骨折的数字化治疗

通过数字化技术进行颌面部骨折的术前数字化手术模拟设计、术中数字化导板辅助复位、术后效果数字化评估全套流程，以恢复患者面型及其功能。

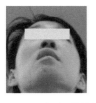 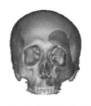 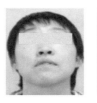 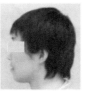

（a）术前颧面部塌陷　　（b）术中数字化导板　　（c）术后面部高度恢复

颧面部骨折的数字化治疗

图片来源：本组图片由李延超医生提供。

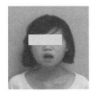 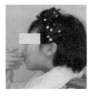 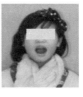

（a）术前张口受限　　（b）术中数字化导板　　（c）术后张口恢复

下颌骨骨折的数字化治疗

图片来源：本组图片由李延超医生提供。

（四）治疗口腔颌面部外伤后应注意什么

1 伤口护理

伤口恢复一般需要7～10天，应保持伤口敷料干洁、固定，不可自行撕除。如出现红、肿、热、痛加剧的症状，应及时就医处理。

2 口腔护理

每天清洁口腔，动作要轻柔，餐后及时漱口，预防口腔感染。

3 功能锻炼

口腔颌面部骨折患者术后应进行早期张口训练（方法同正颌手术后的面部功能锻炼），有利于尽快恢复关节功能。

4 生活护理

避免碰撞、压迫面部，洗脸时用毛巾轻轻擦拭。避免用力咳嗽、打喷嚏、擤鼻，以防复位后的骨折片移位。

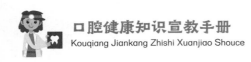

五 得了面瘫，别不当回事

（一）您知道面瘫吗

面瘫，也称面神经麻痹，是指部分或完全丧失面神经功能，主要表现为面部表情肌群运动功能障碍。

（二）面瘫是如何发生的

（1）环境改变、损伤、代谢、精神心理等因素均可导致特发性面神经麻痹（又称贝尔麻痹），常在受冷风吹袭或着凉后发生。

（2）病毒感染可引起面瘫，其中以带状疱疹病毒最多见。

（3）颅脑、颞部或颌面部外伤造成的面神经损伤、肿瘤压迫或侵袭面神经以及高血压、脑卒中、动脉瘤等都有可能导致面瘫。

（三）得了面瘫有哪些表现

面瘫常表现为额纹消失、眼睑不能闭合、不能鼓腮、口角下垂、不能蹙眉、喝水时患侧漏水等。

  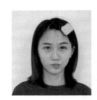 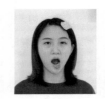

（a）额纹消失 　　（b）眼睑不能闭合 　　（c）不能鼓腮 　　（d）口角下垂

面瘫患者治疗前

图片来源：本组图片由华泽权医生提供。

（四） 哪些方法可以治疗面瘫

1 保守治疗

保守治疗主要有药物治疗、理疗、针灸等治疗法。急性期用糖皮质激素联合抗病毒药物治疗效果最佳，急性期后可做理疗，如超短波透热疗法、红外线照射或激光疗法。

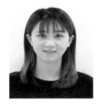 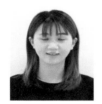 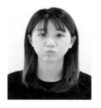 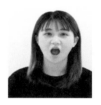

（a）额纹正常　　（b）眼睑正常闭合　　（c）鼓腮正常　　（d）口角无下垂

面瘫患者治疗后

图片来源：本组图片由华泽权医生提供。

2 手术治疗

对生长迅速的肿瘤、外伤、手术意外损伤面神经等所引起的不可逆的面神经麻痹及完全性面瘫，可进行手术治疗。

（五） 得了面瘫应注意什么

（1）在急性期应适当休息，注意面部的持续保暖。外出时可戴口罩，避免冷风直吹。

（2）局部护理。用湿热毛巾外敷患侧面部，水温50～60 ℃，15～20分钟/次，3～4次/天。早晚可进行患侧自我按摩，按摩应轻柔、适度、持续、部位准确。

（3）眼部护理。眼睑闭合不全或不能闭合，易导致眼内感染，故在睡觉时应佩戴眼罩，外出时应佩戴有色眼镜。遵医嘱予红霉素眼膏涂于眼睑内，预防眼部感染。

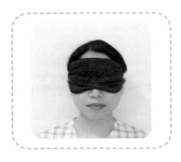 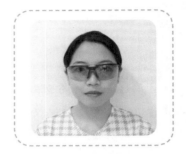

（a）佩戴眼罩　　　　　　　　　　（b）佩戴有色眼镜

眼部护理

图片来源：本组图片由范梦护士提供。

（4）口腔护理。进食后及时漱口，清理患侧颊齿间的食物残渣。

（5）心理护理。因突然起病，担心面容改变或治疗效果不好而留下后遗症等，患者容易产生焦虑情绪。医生可根据患者心理特点，给予患者耐心的安慰及疏导，缓解其焦虑情绪，使其积极配合治疗与护理。

（六）　怎样做可以预防面瘫发生

（1）预防中枢性面瘫，主要以预防肿瘤、外伤、神经系统疾病等原发病为主。

（2）防止面部特别是耳后部受风寒，如夏季睡觉、乘车、久坐时，应避免耳后部长时间受空调冷风直吹。

（3）面部出现不适，应及时就诊，避免延误病情。

六　什么是口腔颌面部感染

口腔颌面部感染是一种常见的口腔疾病，有红、肿、热、痛和功能障碍等特征，以牙源性感染最常见。

（一）　常见的口腔颌面部感染有哪些

① 智齿冠周炎

智齿冠周炎是指智齿（第三磨牙、智慧牙）萌出不全或阻生时，牙冠周围软组织发生的炎症。

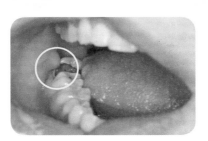

智齿冠周炎

图片来源：本图片由华泽权医生提供。

② 口腔颌面部间隙感染

口腔颌面部存在一些潜在间隙，当发生炎症且未得到及时处理时，炎症波及相应间隙则引起肿胀、疼痛，或伴有功能障碍。常见的有眶下间隙感染、颊间隙感染、颞间隙感染、颞下间隙感染、咬肌间隙感染等。

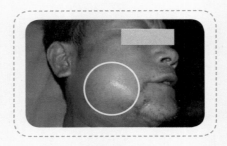

咬肌间隙感染

图片来源：本图片由华泽权医生提供。

③ 颌骨骨髓炎

颌骨骨髓炎包括化脓性颌骨骨髓炎、放射性颌骨骨髓炎和化学性颌骨坏死。

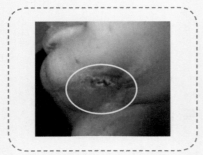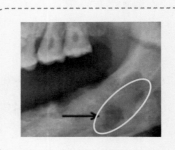

（a）放射性颌骨骨髓炎面相　　　　　（b）放射性颌骨骨髓炎X线

放射性颌骨骨髓炎

图片来源：本组图片由华泽权医生提供。

④ 面颈部淋巴结炎

面颈部的淋巴结炎以继发于牙源性及口腔感染最为常见，也可源于颜面部皮肤的损伤、疖、痈等。

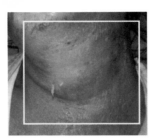

颈部淋巴结炎

图片来源：本图片由华泽权医生提供。

（二） 口腔颌面部感染有什么症状

❶ 局部症状

化脓性炎症急性期，局部表现为红、肿、热、痛和功能障碍、引流区淋巴结肿痛等典型症状，炎症可导致不同程度的张口受限；病变位于口底、舌根、咽旁时，可有进食、吞咽、言语困难，甚至呼吸困难。

❷ 全身症状

化脓性炎症的全身症状因细菌的毒力及机体的抵抗力不同而有差异，症状包括畏寒、发热、头痛、全身不适、乏力、食欲减退、尿量减少等。

（三） 口腔颌面部感染打消炎针就能好吗

医生会根据患者口腔颌面部感染的严重程度，结合其全身状况，动态调整治疗方案。主要治疗方法如下。

❶ 局部治疗

保持局部清洁，减少局部活动度，避免不良刺激，对面部疖、痈应严禁挤压，以防感染扩散。

② 手术治疗

（1）脓肿切开引流术：如脓腔形成或破溃的脓肿引流不畅时，应尽早行切开引流或行扩大引流术。

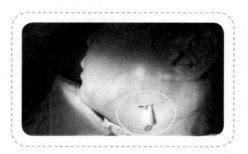

脓肿切开引流

图片来源：本图片由华泽权医生提供。

（2）清除病灶：当炎症得到控制后，应尽早清除病灶。牙源性感染应尽早拔除病灶牙。在颌骨骨髓炎转为慢性期后，应及时行死骨刮除术。

③ 全身治疗

全身治疗包括全身支持治疗和抗菌药物的合理使用。

（四） 口腔颌面部感染后应注意什么

（1）保持口腔清洁，每天用漱口水含漱至少3次。

（2）合理使用抗生素，治疗期间戒烟、戒酒。

（3）注意饮食，忌食辛辣刺激食物，增加营养，多吃富含维生素B、维生素C的食物。

（4）适当锻炼，增强机体抗病能力。

（5）保证充足睡眠，避免过度劳累及熬夜。

（6）发现口腔内局部红、肿、热、痛和功能障碍时，应尽早就医，以防炎症蔓延。

（五） **怎样做才能预防口腔颌面部感染**

（1）保持颌面部皮肤的清洁，避免皮肤损伤。对已发生的颌面部腺体组织感染，应早诊断、早治疗，防止炎症加重及扩散。

（2）去除局部刺激，拔除残根残冠，对无保留价值的阻生牙待炎症消退后再拔除，对患有根尖炎等的病灶牙应及时治疗。

（3）保持口腔清洁卫生，每半年进行一次口腔检查，发现问题后尽早处理。

七 全身麻醉手术

（一） 全身麻醉手术为何不能在入院当天做

（1）全身麻醉手术前，医生、护士需要对患者进行全面评估，完善术前相关检验、检查（采血、心电图、CT、X线等），为患者量身定制手术方案、讲解手术方案、告知手术风险，并让患者或授权人签署手术知情同意书。

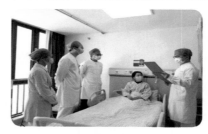

医生、护士对患者进行全面评估
图片来源：本图片由钟清护士提供。

（2）为了确保麻醉手术安全，术前一日，麻醉医生、手术室护士会到病房对患者进行评估，向患者及家属介绍麻醉方案及风险，并让患者或授权人签署麻醉手术知情同意书。故非急诊全身麻醉手术患者都需要提前入院，做好充分的术前准备，确保手术安全。

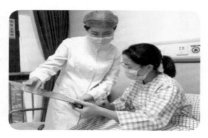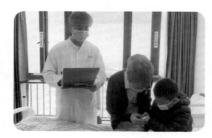

麻醉医生、手术室护士评估患者
图片来源：本组图片由钟清护士提供。

（二）　手术前应该做哪些准备

（1）手术前需戒烟、戒酒。进行适当的呼吸训练，以改善肺的通气功能、增加胸廓的活动度。

A．缩唇呼吸：指吸气时用鼻子，呼气时用嘴巴呈吹口哨样缓慢呼出的方法。该方法可帮助患者控制呼吸频率，使肺部吸入更多的气体，减少呼吸功耗。具体步骤如下：

a．取舒适放松姿势，经鼻腔深吸气。

b．保持缩唇姿势缓慢呼气，吸与呼的时间比为1∶2或1∶3。

c．呼出吸入的气体时，无需用力将肺部气体排空。

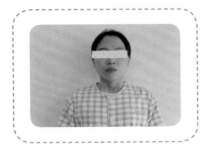
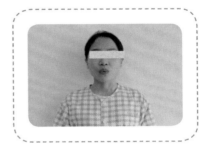

（a）用鼻深吸气　　　　　　　　（b）缩唇缓慢呼气

缩唇呼吸

图片来源：本组图片由范梦护士提供。

B．腹式呼吸：吸气时让腹部凸起，呼气时让腹部凹陷。具体步骤如下：

a．取站位或卧位。

b．吸气时用鼻吸入，尽量挺腹。

c．呼气时缓慢用嘴呼出，同时收缩腹部，胸廓保持最小活动幅度。

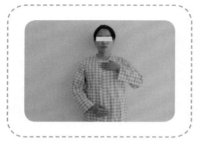 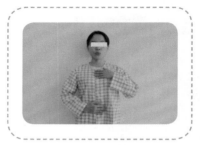

（a）用鼻吸气，挺腹　　　　　　（b）缩唇缓慢呼气，收腹

站位腹式呼吸

图片来源：本组图片由范梦护士提供。

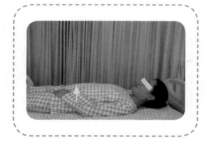 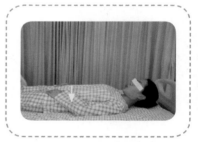

（a）用鼻吸气，挺腹　　　　　　（b）缩唇缓慢呼气，收腹

卧位腹式呼吸

图片来源：本组图片由范梦护士提供。

C. 有效咳嗽：通过一种特殊的呼吸方法诱发咳嗽，将气道远端的分泌物有效排出。具体步骤如下：

a. 取坐位或半坐卧位，屈膝，上身前倾。

b. 深而慢的腹式呼吸5～6次。

c. 深吸气至膈肌完全下降，屏气3～5秒。

d. 缩唇，缓慢将肺部气体呼出。

e. 深吸一口气，屏气3～5秒。

f. 前倾，胸腔进行2～3次短促有力的咳嗽。

g. 咳嗽时收缩腹肌，用手按压上腹部。

（2）手术前一晚沐浴、洗头，保持个人卫生。术前充分休息，保证睡眠。

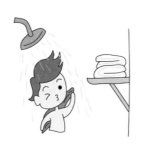
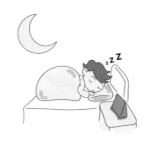

（3）手术当天，不要穿内衣裤，穿好手术衣即可。

（4）手术当天，晨起刷牙、洗脸、刮胡须，做好个人卫生，佩戴好手腕带，必要时根据医嘱使用漱口液漱口。

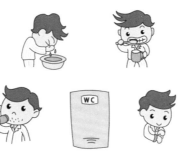

（5）常规术前6～8小时禁食禁水，具体根据医嘱执行。

（6）手术当天，去除首饰、假牙、眼镜、助听器等可移除物品。

（7）女性患者勿化妆、涂指甲油，以免影响术中医护人员观察病情。

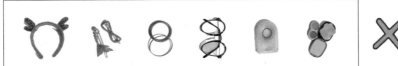

（三）手术后怎样做才能更快恢复

1 伤口的自我观察与护理

（1）应咬紧口内棉球或纱块，待30～40分钟后吐掉，勿用舌头舔伤口。

（2）口内有唾液及少量渗血可正常吞咽，勿吐出，以免引起伤口出血。

（3）手术后24小时内勿刷牙、漱口，24小时后应加强口腔护理。

（4）餐后使用漱口水漱口，保持口腔清洁，防止感染。

（5）若有伤口敷料，请保持敷料干洁。如有渗血等情况，应及时告知护士及医生，并予更换敷料，防止感染。

2 遵医嘱进食，逐层过渡

（1）全身麻醉手术后2小时可先试饮少量水，若无恶心、呕吐现象，4小时后可进全流质食物，如稀粥、清汤等。食物宜温凉、无渣，勿食过热、酸辣、活血的食物。

全身麻醉手术后饮食指导

推荐软烂、温和的食物	不推荐质硬、刺激的食物
牛奶	饼干
不酸的果汁	热汤

（2）手术后饮食应按全流质→半流质→软食→普食顺序逐层过渡。

牛奶（全流质）　　　粥（半流质）　　　面条（软食）　　　鸡蛋（普食）

③　正确摆放体位

（1）全身麻醉患者手术后返回病房，应平卧，头偏向健侧，以防误吸、窒息。

（2）手术后2～4小时，若无头晕、头痛现象，可予半坐卧位。

④　早期床上活动与离床活动

（1）患者卧床期间可做预防下肢深静脉血栓腿部操。

A．踝泵运动：平卧，下肢伸直，大腿放松，脚尖缓缓往上勾，然后脚尖绷住往下压，每个动作保持5～10秒，3分钟/组，5组/天。

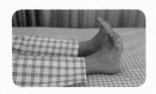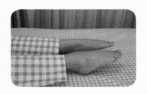

踝泵运动

图片来源：本组图片由范梦护士提供。

B．踝关节旋转运动：以踝关节为中心，脚趾做360°环转，尽量保持最大的动作幅度，顺时针和逆时针交替进行，3分钟/组，5组/天。

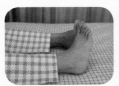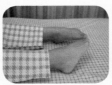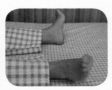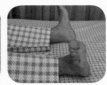

踝关节旋转运动

图片来源：本组图片由范梦护士提供。

C．膝关节屈伸运动：平卧，足后跟紧贴床面，做膝关节屈伸运动，双下肢交替进行，15～20次/分钟，3分钟/组，5组/天。

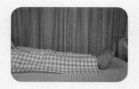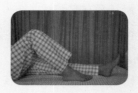

膝关节屈伸运动

图片来源：本组图片由范梦护士提供。

D．直腿抬高运动：平卧，膝关节伸直，踝关节尽量背伸，缓慢抬起整个下肢，离床面大约15厘米，保持5秒，再保持同样的姿势缓慢直腿放下，两腿交替，每组动作保持3～5秒，2～3次/天。

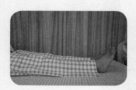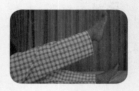

直腿抬高运动

图片来源：本组图片由范梦护士提供。

E．被动挤压小腿运动：治疗者一只手托住患者足后跟，另一只手从远端向近端挤压患者小腿两侧肌肉，双侧交替，持续3～5分钟，15～20次/分钟，2～3次/天。

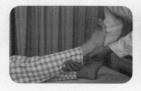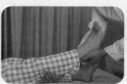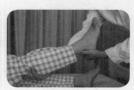

被动挤压小腿运动

图片来源：本组图片由范梦护士提供。

（2）手术后3～4小时，若患者无不适，应尽早下床活动，但应注意防止跌倒。

（3）手术后离床活动步骤：摇高床头坐、床上坐、床边坐、离床（站立片刻再缓慢行走），每个步骤需保持30秒。

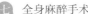

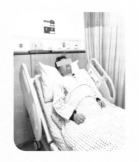

（a）摇高床头坐

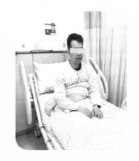

（b）床上坐

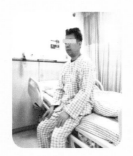

（c）床边坐

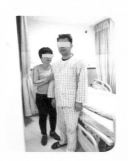

（d）离床

手术后离床活动步骤

图片来源：本组图片由范梦护士提供。

（4）预防跌倒：穿防滑的鞋子，当体力不支或行动不便时，下床活动应由他人搀扶，必要时可借助轮椅、助行器等辅助工具。

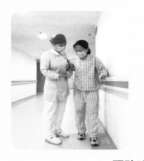
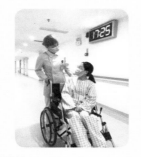

预防跌倒的措施

图片来源：本组图片由范梦护士提供。

手术室、口腔舒适化中心
健康宣教

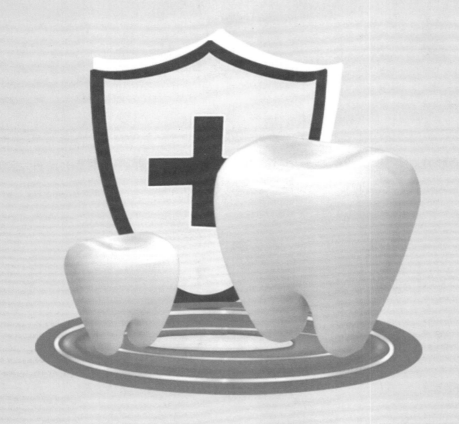

传统意义的手术室既是为患者实施手术及抢救的重要场所，也是医院内重要的技术部门。随着社会经济的发展以及医疗技术的进步，患者的就医需求呈现多元化特点。患者从保障安全、解除病痛的基本需求转变为追求舒适化医疗的更高层次需求。因此，与手术密切相关的麻醉学科必然成为舒适化医疗实践的主导学科。然而，医学诊疗离不开患者的配合，接下来让我们一起了解手术前后及口腔舒适化治疗的相关注意事项，共同守护生命的安全与健康。

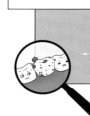

一 手术前后需要知道的那些事

（一） 手术前应注意什么

（1）手术前一日沐浴更衣，保持皮肤清洁。

（2）术前6～8小时禁食、2～4小时禁饮，婴幼儿及特殊患者听从医生指导。

（3）不要将贵重物品及现金带入手术室，取下假牙、假发、发夹、隐形眼镜、耳环、戒指、手表、女性内衣等物品，并交予家属保管。

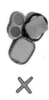 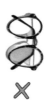

（4）手术当日做好个人卫生（洗脸、刷牙、梳头、除去唇膏及指甲油等），并排净大、小便（留置尿管患者除外）。

（5）进入手术室前，含漱口腔消毒液1分钟。

（6）贴身穿好病号服（可在病号服外加穿容易穿脱的外套）。

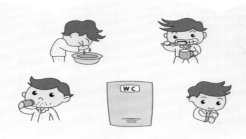

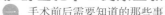
（7）手术当日，手术室护士会到病房进行信息核查，确认无误后将患者接入手术室。

（8）家属可在手术室外等候区休息，如遇特殊情况，医护人员会及时联系家属。

手术前一日，手术室护士和麻醉医生会到病房访视患者，并告知手术注意事项。

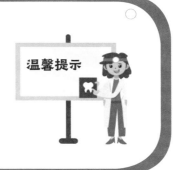

（二）进入手术室后需要怎么配合

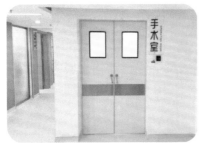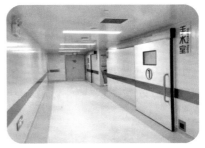

手术室外观

图片来源：本组图片由蔡伟华医生提供。

（1）进入手术室后，为了手术安全，医护人员将再次核查患者的姓名、住院科室以及手术部位等信息。

（2）为了保证麻醉药物的使用效果，医护人员通常选择静脉留置针为患者建立静脉通道。

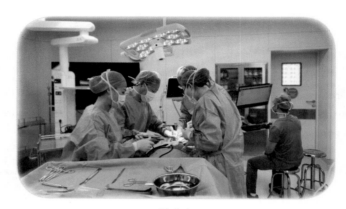

手术中

图片来源：本图片由赵亮医生提供。

（3）为了防止坠床，医护人员会对患者进行适当的肢体约束，患者无需过度担心。

（4）麻醉医生会有序进行麻醉前准备，连接监护仪器以随时观察病情变化，为患者的生命保驾护航。

（5）颌面外科手术一般采用经鼻气管插管全身麻醉，术后清醒时，患者的鼻腔及咽喉部可能会有不适感，此时，医护人员应告知患者不用紧张，休息片刻即可恢复。

（6）为了保护患者的皮肤，术前医护人员会综合评估患者容易受压的部位，并运用专业手段提前进行有效干预。

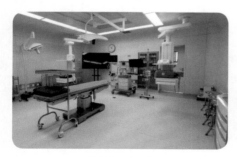

现代化手术室

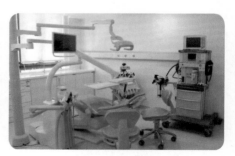

口腔舒适化全麻室

图片来源：本组图片由蔡伟华医生提供。

（三）　手术后应注意什么

（1）手术结束后，麻醉医生、手术医生、手术室护士会护送患者回到病房。

（2）患者带入手术室的物品将随患者一同返回病房（病历、病员服和鞋等）。

（3）若患者的手术部位安置了引流管，术后应小心翻身，避免滑脱。

（4）术后，患者应安静平卧，进食及进水时间应根据手术具体情况而定，并在医生指导下进行。

（5）术后，患者应注意休息，如有不适，应随时向病房护士反馈。

（6）术后如有镇痛的需求，应在术前麻醉医生到病房访视时提出。麻醉医生将根据患者的需求和手术的具体情况为患者制订个性化的镇痛方案。

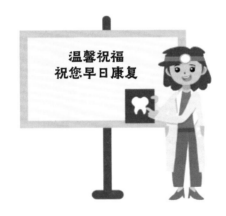

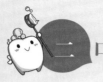
二 口腔舒适化治疗知多少

口腔舒适化治疗是一种先进的医疗理念和发展模式，其追求口腔治疗的舒适化、人性化，使患者在整个就医过程中达到心理和生理的愉悦感、无痛感、无惧感，从而易于接受口腔治疗。

（一） 为什么要选择舒适化治疗

选择舒适化治疗可让患者有更好的就医体验，减少就医恐惧，缓解治疗过程的疼痛感。无痛是舒适化治疗的核心，不管儿童还是成人都可以选择。舒适化治疗可使患者更加顺利地接受治疗。

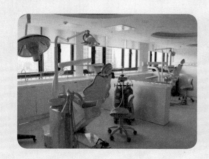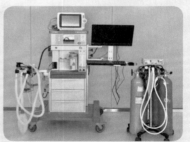

（a）舒适化治疗室　　　　　　（b）舒适化镇痛设备

舒适化治疗中心

图片来源：本组图片由赵亮医生提供。

（二） 舒适化治疗能带来哪些改变

（1）生理：消除不适和疼痛，减少并发症。

（2）心理：给予安慰，缓解焦虑，消除顾虑。

（3）社会：在保障医疗安全的基础上追求舒适化、人性化，提高诊疗满意度，给予患者充分的人文关怀。

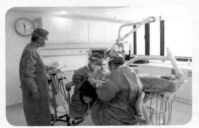 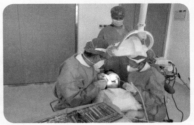

舒适化治疗

图片来源：本组图片由周专元技师提供。

（三） 口腔舒适化治疗适用于哪些人

口腔舒适化治疗适用于以下人群。

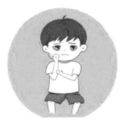

对口腔治疗感到恐惧和紧张的患者

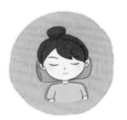

有镇静要求的患者

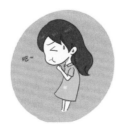

口腔及咽部敏感、易恶心的患者

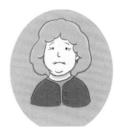

难以忍受长时间张口的患者

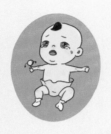

身体情况特殊、有智力或全身
疾病而无法配合治疗的患儿

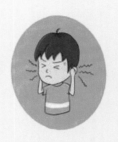

讨厌口腔治疗相关声音、气味的患者

（四）口腔舒适化治疗方案有哪几种

麻醉医生根据不同患者的治疗需求，为其制订个性化的口腔舒适化治疗方案。

口腔舒适化治疗方案

方案	麻醉方式	适用人群	方法	特点
方案一	笑气－氧气吸入镇静	门诊患者	采用笑气－氧气混合吸入	清醒镇静镇痛，简便安全，易于操作。适用于有舒适化需求及牙科恐惧症患者进行创伤小、时间短的口腔治疗
方案二	静脉麻醉或静脉麻醉联合笑气－氧气吸入镇静	门诊或住院患者	采用药物静脉注射、持续泵注或联合笑气－氧气混合吸入	治疗过程中实行程序化镇静镇痛，随时可唤醒，需开放静脉通道。适用于时间稍长、创伤及难度稍大的口腔治疗
方案三	插管全身麻醉	住院患者	采用气管插管或喉罩插管全身麻醉	治疗过程中患者完全无意识，镇静镇痛充分，既舒适又保障了患者安全。适用于创伤大、时间长的复杂口腔手术

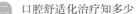
（五）　口腔特色医疗——全麻舒适化治疗

全麻舒适化治疗是在牙椅上进行的全身麻醉手术，主要针对复杂口腔手术以及有特殊需求的人群，包括复杂拔牙术、复杂种植手术、无法配合治疗的儿童及成人。在严密监护下，给予麻醉药物使患者进入无意识状态，随后进行气管插管，维持供氧及生命体征平稳，从而顺利进行口腔治疗。此外，全身麻醉可为口腔医生提供良好的治疗操作条件，而患者在整个治疗过程中处于熟睡状态，无任何痛苦，不会留下口腔治疗阴影，术后苏醒迅速，恢复良好。

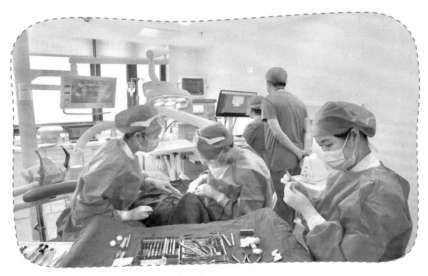

全麻舒适化治疗
图片来源：本图片由赵亮医生提供。

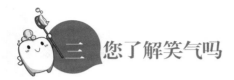

三 您了解笑气吗

笑气，即一氧化二氮（Nitrous Oxide, N_2O），为无色有甜味气体，通过呼吸道进入人体能起到麻醉作用。笑气于短时间内吸入即产生作用，停止吸入几分钟后，其作用便消失。

通过笑气和氧气混合装置吸入一定比例的笑气，不仅能缓解焦虑，令人放松，还在一定程度上有镇痛效果。在使用过程中，患者意识清醒，呼吸自如，能更好地配合医生操作。

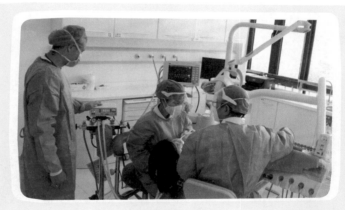

笑气舒适化治疗

图片来源：本图片由周专元技师提供。

（一） 笑气－氧气吸入镇静治疗前应注意什么

使用笑气－氧气吸入镇静吸入治疗，建议术前禁食禁饮2小时。在进行笑气－氧气吸入镇静治疗前，患者若有基础病（如高血压、糖尿病、心脏病、哮喘等），应如实并全面地向麻醉医生说明。

（二）笑气 – 氧气吸入镇静治疗后应注意什么

　　笑气–氧气吸入镇静治疗结束后，患者不能马上从事精密操作活动（如开车、操作大型机械设备等），避免过度劳累。患者应尽量清淡饮食，不得饮酒。若出现不适症状，患者可静躺休息并观察，如仍未得到缓解，应及时就医。

消毒供应中心
健康宣教

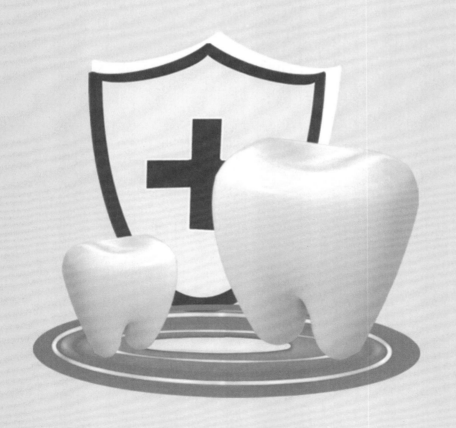

消毒供应中心是承担医院各临床科室复用诊疗器械、器具和物品的清洗、消毒、灭菌以及无菌物品供应的部门。现代化医院诊疗器械品种繁多，涉及科室广，使用周转快，每项工作均关系到医疗、教学、科研的质量，因此做好消毒供应中心工作十分重要。从20世纪五六十年代到21世纪的今天，我国的消毒供应中心经历了从无到有，从原始落后到规范化、现代化、标准化的发展历程。自2009年国家卫生和计划生育委员会发布了消毒供应中心卫生行业标准（WS310—2009）以来，我国医院消毒供应中心发生了巨大的变化。消毒供应中心在医院感染与控制中的作用逐渐被认识，且越来越受到重视。合理的建筑布局、先进的设备设施以及科学规范的管理与技术水平，是建设现代化消毒供应中心缺一不可的必要条件，也是保障医疗服务安全的基石。下面让我们一起走进口腔专科医院消毒供应中心做进一步的了解吧。

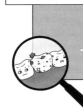

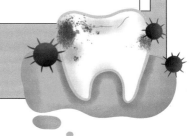

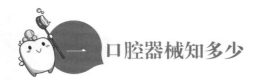

一 口腔器械知多少

（一） 带您了解口腔器械

　　医护人员在给患者诊疗的过程中，需要借助各种各样的工具来完成，这些工具就是我们所说的医疗设备和器械。下面让我们来认识一下常用的口腔诊疗器械。

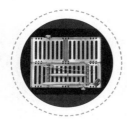 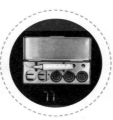 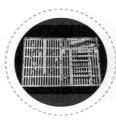 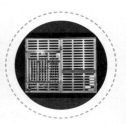

（a）口腔检查器械套装　（b）洁牙器械套装　（c）微创拔牙器械套装　（d）显微根管治疗器械套装

常见口腔器械套装

图片来源：本组图片由戴丽萍护士提供。

　　口腔器械种类繁多，按照危险程度可分为高度危险器械、中度危险器械和低度危险器械三大类。2016年国家卫生和计划生育委员会发布的《口腔器械消毒灭菌技术操作规范》（WS 506—2016）对口腔器械的分类、消毒灭菌及储存有明确规定：高度危险器械应严格灭菌处理，无菌保存；中度危险器械应灭菌或高水平消毒处理，清洁保存；低度危险器械应中、低度水平消毒，清洁保存。各级口腔医疗机构均应参照此规范执行。

危险程度	口腔器械分类		消毒、灭菌水平	储存要求
高度危险器械	拔牙器械：拔牙钳、牙挺、牙龈分离器、牙根分离器、牙齿分离器、凿等		灭菌	无菌保存
	牙周器械：牙洁治器、刮治器、牙周探针、超声工作尖等			
	根管用器具：根管扩大器、各类根管锉、各类根管扩孔钻、根管充填器等			
	手术器械：种植牙、牙周手术、牙槽外科手术用器械、种植牙用和拔牙用牙科手机等			
	其他器械：牙科车针、排龈器、挖匙、刮匙、电刀头等			
中度危险器械	检查器械：口镜、镊子、器械盘等		灭菌或高水平消毒	清洁保存
	正畸用器械：正畸钳、带环推子、取带环钳子、金冠剪等			
	修复用器械：去冠器、拆冠钳、印模托盘、垂直距离测量尺等			
	各类充填器：银汞合金输送器			
	其他器械：牙科手机、卡局式注射器、研光器、吸唾器、用于舌、唇、颊的牵引器、三用枪头、成形器、开口器、金属反光板、拉钩、挂钩、橡皮障夹、橡皮障夹钳等			
低度危险器械	调刀、模型雕刻刀、钢调刀、蜡刀等		中、低度水平消毒	清洁保存
	其他用具：橡皮调拌碗、橡皮障架、打孔器、牙锤、聚醚枪、卡尺、抛光布轮、技工钳等			

口腔器械危险程度分类、消毒灭菌水平、储存要求

（二）　承载患者安全的器械再处理"工厂"

《口腔器械消毒灭菌技术操作规范》（WS 506—2016）规定：口腔器械应严格执行"一人一用一消毒或灭菌"的原则。消毒供应中心是医院内专门负责医疗器械清洗、消毒、灭菌以及无菌物品供应的部门，同时也是控制感染和感染管理的重要科室。现代化的消毒供应中心在规划建设时要有严格的区域划分，避免因界限不清产生交叉污染。各个区域应配置专业的仪器设备，实现机械化、规范化、科学化管理，保证全院无菌物品的质量，减少交叉感染的概率，保障患者的诊疗安全。

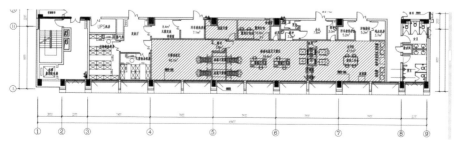

消毒供应中心平面设计图

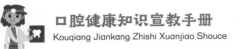
 二 消毒供应中心如何保障患者的诊疗安全

（一） 全过程质量跟踪管理

　　器械感染是直接导致医院感染的重要原因之一，消毒供应中心作为复用诊疗器械消毒处置的部门，其工作质量直接影响医疗、护理的工作质量，进而关乎患者的身体健康和生命安全。器械在回收、清洗消毒、检查、包装、灭菌入库、发放以及临床使用等环节应实施全过程跟踪管理，以便进行质量追溯。在器械全过程跟踪管理中，应对每个处理环节进行跟踪记录，一旦发现问题，即可通过查询无菌包标签信息进行质量追踪，确保物品消毒灭菌的质量，保证患者的安全。

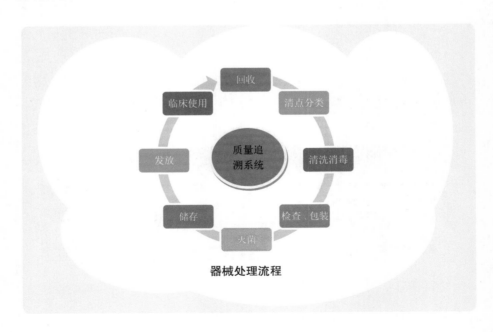

器械处理流程

（二） 追溯管理信息系统

追溯管理信息系统是一个主要用于记录医院消毒供应中心器械使用和召回信息的系统，包括对追溯的无菌物品设置唯一性编码，在各流程点设置数据采集终端，对数据采集进行闭环记录。利用信息化软件，对清洗、消毒、灭菌质量进行实时记录，实现便捷、高效的全流程信息采集和质量追溯。

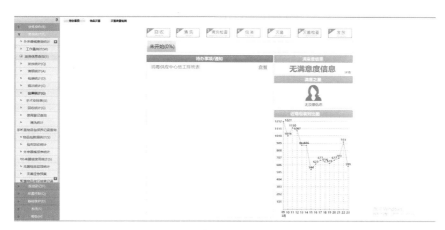

追溯软件操作模块

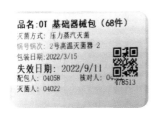

标签（唯一性编码）

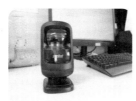

扫码枪

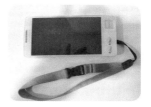

数据采集终端

（三） 如何保障复用器械安全循环使用

口腔器械要实现循环使用，需要经过一系列的消毒处置。如何让器械从污染状态变为清洁或无菌状态以满足临床医生正常使用呢？接下来让我们一起来了解器械的处置过程。

① 口腔复用器械的预处理

对使用后的诊疗器械应整理好并且放入器械回收箱内，喷洒保湿剂密闭保存，等待消毒供应中心工作人员回收。

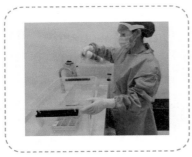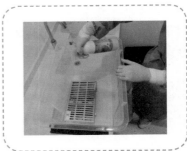

喷洒保湿剂

图片来源：本组图片由戴丽萍护士提供。

② 回收

消毒供应中心工作人员每天按规定的时间和路线到临床科室回收污染的器械，用专门的回收车运送至消毒供应中心去污区集中处置。

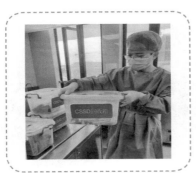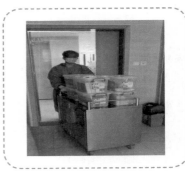

器械回收

图片来源：本组图片由戴丽萍护士提供。

③ 清点分类

回收护士和清洗护士共同清点核查，根据器械的材质、功能、处理方法进行分类。检查器械有无变形、附件有无缺失，清点核对数量，使用数据采集终端进行扫码登记。

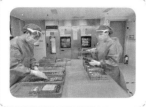
（a）双人核查

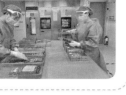
（b）清点数量

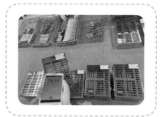
（c）扫码登记

清点分类

图片来源：本组图片由戴丽萍护士提供。

④ 清洗消毒

清洗是去除医疗器械上污物的过程。作为消毒灭菌的基础，彻底的清洗是保证医疗器械消毒或灭菌成功的关键。清洗的方式有两种：手工清洗和机械清洗。其中，手工清洗的器械需要经过消毒和干燥后再进入检查、包装区。机械清洗包括全自动清洗和超声清洗。机械清洗是消毒供应中心最主要的清洗方式，具有效率高、清洗质量稳定、清洗效果好等优点。消毒方式首选机械热力消毒。

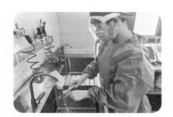
（a）手工清洗

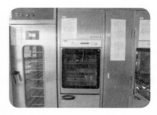
（b）全自动清洗

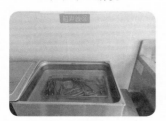
（c）超声清洗

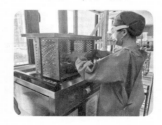
（d）机械热力消毒

清洗消毒

图片来源：本组图片由戴丽萍护士提供。

⑤ 检查、包装

（1）检查。器械在包装前需要进行严格的目测检查或光源放大镜检查，以确保器械无污渍、无水渍、无锈斑以及功能正常。不合格的器械不能包装，有污渍、锈斑的器械需要重新清洗，损坏的器械要更换、维修，严重损坏的器械应进行报废处理。

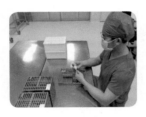 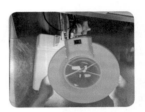

（a）目测检查　　　　　　（b）光源放大镜检查

检查

图片来源：本组图片由戴丽萍护士提供。

（2）包装。器械经过严格的检查后就进入包装环节，包装的方式有闭合式包装和密封式包装两种。闭合式包装是用2层包装材料分2次包装，主要适用于一些较大、较重的器械盒和手术敷料。密封式包装是使用专用纸袋或纸塑袋进行封口包装，主要适用于一些单件器械。

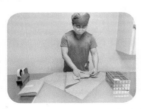

（a）闭合式包装

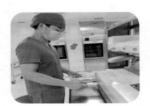 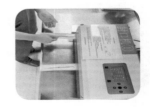

（b）密封式包装

包装

图片来源：本组图片由戴丽萍护士提供。

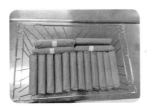
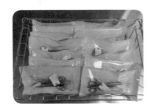

包装好的器械

图片来源：本组图片由戴丽萍护士提供。

⑥ 灭菌

灭菌是指杀死器械上可能存在的所有活的微生物的过程。灭菌的方法主要有高温高压蒸汽灭菌和低温灭菌。

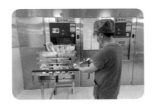
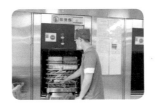

（a）灭菌前扫码登记　　　　　（b）高温高压蒸汽灭菌

灭菌

图片来源：本组图片由戴丽萍护士提供。

⑦ 储存

根据2016年国家卫生和计划生育委员会发布的卫生行业标准（WS 310.1—2016）相关规定，无菌物品的储存环境温度要低于24 ℃，湿度要低于70%。放置无菌物品应位置固定，标识清晰，接触前应先洗手或对手进行消毒。

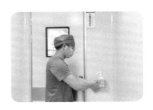
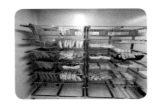

（a）接触无菌物品前对手进行消毒　　（b）无菌物品储存架

储存

图片来源：本组图片由戴丽萍护士提供。

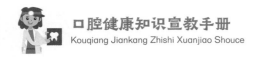
⑧ 发放

无菌物品发放应按照日期先后顺序，遵循"先进先出"的原则。发放前应进行质量检查，以确保下发的无菌物品质量合格。发放人员与临床各科室交接时应再次进行核查，确定无误后才扫码发放。

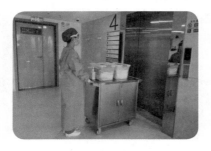

（a）发放无菌物品

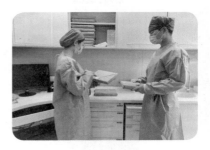

（b）扫码发放

发放

图片来源：本组图片由戴丽萍护士提供。

⑨ 临床使用

在给患者使用灭菌后的器械时，手术护士应在使用端进行扫码登记，将器械信息和患者信息进行关联。必要时可以通过登记的器械编码查询其在消毒供应中心处理过程中的关键参数，进行质量查询和追踪。

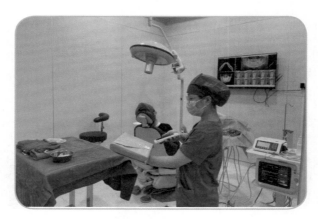

临床使用登记

图片来源：本图片由戴丽萍护士提供。

放射科
健康宣教

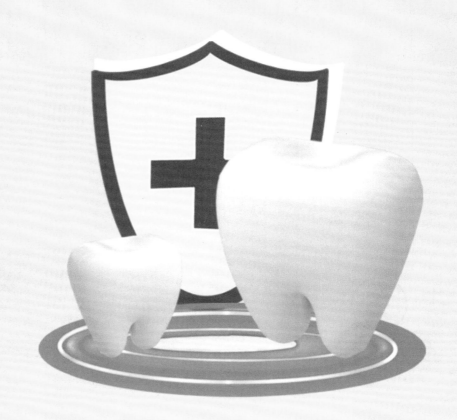

口腔放射科为患者提供三维的口腔影像、口腔全景影像及单颗牙齿影像。医生获得这些辅助检查的影像资料，就像戴上了"透视眼镜"，能发现肉眼看不到的病变，使治疗更精准。

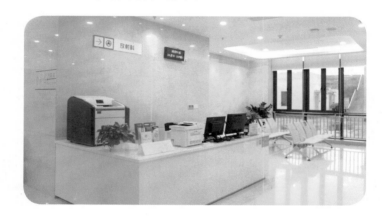

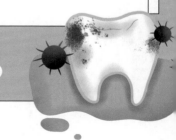

一 您对放射科的了解有多少

（一） 牙片分哪几种

临床工作中常说的牙片，主要包括小牙片、全景片和CBCT片。

 小牙片

小牙片可反映牙冠、牙根及牙槽骨的形态，牙髓腔和牙周膜的位置，龋坏的大小，龋坏是否波及牙髓，根管形态，牙根数目，等等。

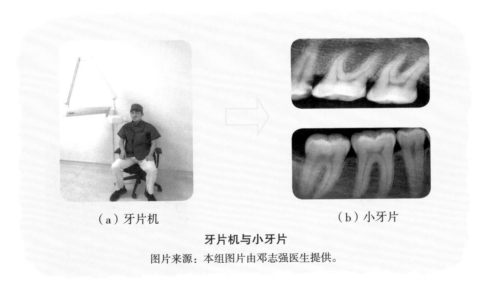

（a）牙片机　　　　　　　　（b）小牙片

牙片机与小牙片

图片来源：本组图片由邓志强医生提供。

② 全景片

全景片可包含上、下牙列的全部牙齿，展现牙根与上颌窦、下颌神经管的位置关系，以及颞下颌关节和上、下颌骨的状态。

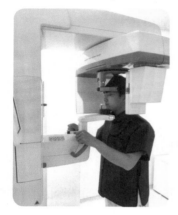

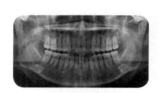

（a）成人

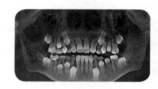

（b）儿童

全景机 全景片

全景机与全景片

图片来源：本组图片由邓志强医生提供。

③ CBCT片

　　CBCT片可三维显示正常组织结构和病变组织，避免了二维图像上影像重叠的缺点，因此在临床上得到广泛应用。

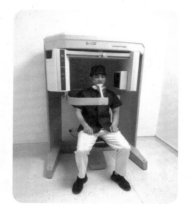

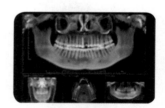

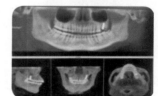

（a）CBCT机 （b）CBCT片

CBCT机与CBCT片

图片来源：本组图片由邓志强医生提供。

（二） **看牙为什么要拍牙片**

牙齿的X线片俗称牙片，是牙齿治疗的重要工具之一。

治疗前，牙片可以帮助医生发现病变并确定其程度、范围；治疗中，牙片可以引导治疗、确定治疗范围和治疗深度；治疗后，牙片可以帮助医生观察疗效。

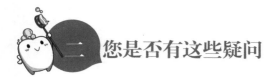

二 您是否有这些疑问

（一） 为什么拍 CBCT 片的价格比拍 X 线片贵

普通拍片是二维成像，CBCT片是三维成像，CBCT片能够为医生提供更直观、更精准的立体解剖结构，更有利于显示病变的内部结构。另外，CBCT机价格昂贵，设备的维护和更新成本高，因此，拍CBCT片比拍X线片的价格贵一些。

（二） 拍牙片有辐射吗

拍小牙片的辐射量是非常小的，大约为1 μSv。大家对这个单位可能有点陌生，以致难以理解，我们可以用吃香蕉来举例。

1 μSv约为10根香蕉所含的辐射量。之所以拿香蕉来举例，是因为香蕉中含有天然放射性元素钾，但是含量非常小，每根香蕉大约含0.1 μSv。所以，拍1张小牙片的辐射量大约是吃10根香蕉的剂量。

平常在体检中所拍的胸片，辐射量会达100 μSv，也就是拍1次胸片的辐射量相当于拍100张小牙片的剂量。

片种	剂量	备注（坐飞机每小时受约12μSv辐射）
牙科 CT	约 29 μSv	坐 2.5 小时飞机
牙科全景片	约 6 μSv	坐 0.5 小时飞机
小牙片	约 1 μSv	几乎可以忽略不计
普通胸片	约 100 μSv	相当于 3 张牙科 CT
大 CT	约 2100 μSv	相当于 72 张牙科 CT
注：每人每年不得超过 5000 μSv 辐射限值		

X线设备剂量对照表

口腔数字化中心
健康宣教

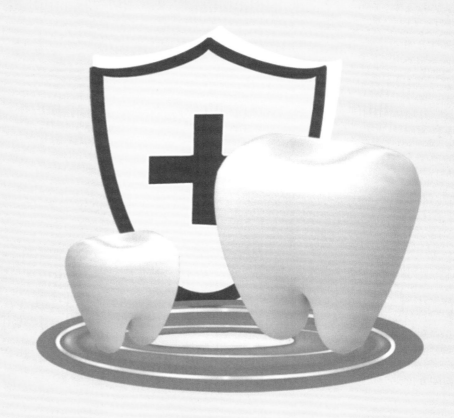

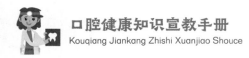

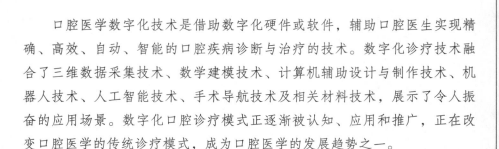

口腔医学数字化技术是借助数字化硬件或软件，辅助口腔医生实现精确、高效、自动、智能的口腔疾病诊断与治疗的技术。数字化诊疗技术融合了三维数据采集技术、数学建模技术、计算机辅助设计与制作技术、机器人技术、人工智能技术、手术导航技术及相关材料技术，展示了令人振奋的应用场景。数字化口腔诊疗模式正逐渐被认知、应用和推广，正在改变口腔医学的传统诊疗模式，成为口腔医学的发展趋势之一。

让我们一起了解数字化技术是如何从虚拟走向现实，为广大口腔患者服务的吧。

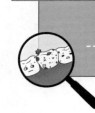

一 口腔数字化技术

（一）数字化技术在口腔医学诊疗领域的应用

在当今的数字化时代，数字化已成为现代科学技术的标志，数字化技术同样引领着口腔医学的发展。自1987年世界首台义齿修复CAD/CAM系统应用于临床以来，口腔修复数字化技术一直走在口腔数字化诊疗技术的前列。口腔正畸与数字化技术结合最为紧密，得益于CBCT技术、光学印模技术的发展，口腔正畸得以实现从二维到三维诊治的飞跃。"导航"技术的应用使口腔种植体的植入变得十分精准而安全。近年来，伴随手术设计、导航与机器人技术的成功应用，数字化口腔颌面外科成为口腔数字化诊疗领域的新星。

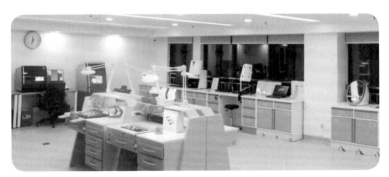

数字化技工中心

图片来源：本图片由周专元技师提供。

（二）口腔数字化技术给临床诊疗带来哪些改变

数字化技术的发展为患者提供更舒适、高效、便捷的医疗服务。用于

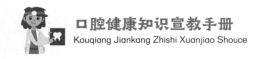
义齿制作的CAD/CAM技术是数字化技术应用于口腔医学的最好证例，依据数据印模，技工中心可以在万里之外为患者制作尺寸精确的义齿，以及提供种植手术的模板。以数字化技术为基础的隐形矫治法，使许多正畸患者省去了佩戴金属矫治器的烦恼。以CBCT影像数据为基础，三维重建为模型外科提供了最有效的手段，使得颌面外科的肿瘤切除、创伤修复、颜面整形可以在精确量化的基础上得以模拟和准备，使手术的成功率、精确性大大提高。

二 口腔医学数字化技术在临床中的应用

（一）数字化技术在口腔修复中的应用

　　口腔修复CAD/CAM技术是数字化口腔医学的典型应用，它由数字化印模、计算机辅助设计和计算机辅助制作三部分组成。医生将患者的口内数字化印模数据传送到义齿加工中心，技师利用CAD/CAM系统设计义齿模型、加工义齿胚体，经烧结、染色或上瓷完成制作。口腔CAD/CAM技术使用的修复材料主要为瓷和复合树脂，极大地提高了口腔修复体的生物相容性和美观性。

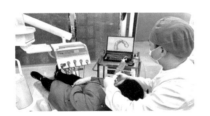

（a）数字化印模摄取

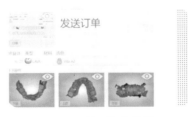

（b）互联网传送数据

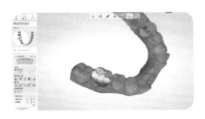

（c）修复体设计（CAD）

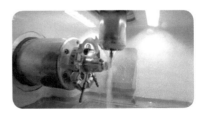

（d）修复体制作（CAM）

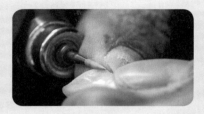

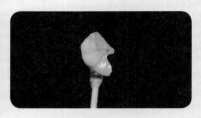

（e）义齿胚体修整　　　　　　　　（f）上瓷染色

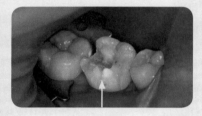

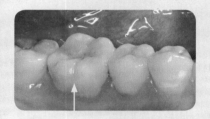

（g）牙体粘结前处理　　　　　　　（h）修复体粘结后

数字化技术在口腔修复（椅旁CAD/CAM全瓷嵌体修复）中的应用

图片来源：本组图片由程雪医生、周专元技师提供。

（二）　数字化技术在口腔正畸中的应用

　　快速发展的数字化技术使正畸病例资料采集、临床诊断设计与治疗过程更为准确、全面、便捷和安全。医生利用三维颜面成像技术、数字化牙𬌗模型及三维头影测量，构建三维软硬组织结构，对牙齿、颌骨及颅面进行三维观测。技师运用CAD/CAM系统模拟排牙，可预见矫治效果，该技术有助于医生更好地帮助患者达到矫治目标。

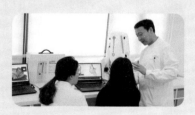

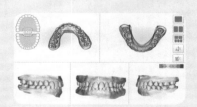

（a）术前三维颜面成像　　　　　　（b）数字化牙𬌗模型扫描

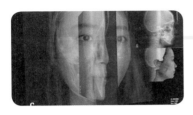
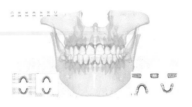

（c）三维软硬组织结构观测　　　　（d）CAD/CAM系统模拟排牙设计

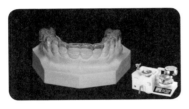
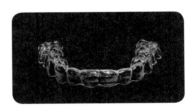

（e）3D打印牙殆模型制作隐形矫治器　　（f）隐形矫治器制作完成

数字化技术在口腔正畸（隐形矫治）中的应用

图片来源：本组图片由周专元技师提供。

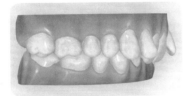
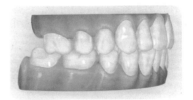

（a）治疗前的模型　　　　（b）CAD/CAM系统模拟排牙效果

无托槽隐形矫治系统的矫治效果

图片来源：本组图片由段娇红医生提供。

（三）　数字化技术在口腔种植中的应用

近年来，以修复为导向的种植设计已成为主导思想。医生在术前基于患者的CBCT影像对种植手术方案进行规划设计。技师根据设计方案3D打印种植导板，辅助医生准确实施术前的手术设计方案，可有效降低种植手术的风险。

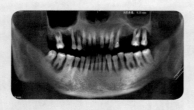

（a）术前CBCT影像资料

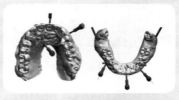

（b）以修复为导向的植入位置设计

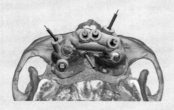

（c）上颌种植导板设计

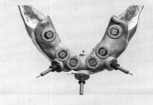

（d）下颌种植导板设计

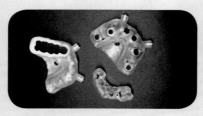

（e）3D打印种植手术导板

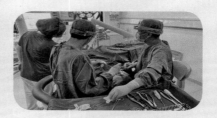

（f）应用导板进行种植手术

数字化技术在口腔种植（全口种植）中的应用

图片来源：本组图片由周专元技师提供。

数字化种植导板是通过导板设计软件对患者的CBCT影像、口内扫描等数据进行系统性分析，合理规划口腔内的种植位点，然后利用3D打印技术完成导板的制作，以此来引导口腔种植手术，从而实现精准定位的种植手术装置。

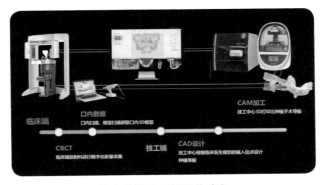

数字化种植导板制作流程
图片来源：本图片由周专元技师提供。

（四） 数字化技术在正畸正颌联合治疗中的应用

利用数字化技术收集患者口内扫描数据、CBCT影像数据、三维颜面成像等术前资料，导入分析软件，在三维重建图像上进行骨段切割、移动、旋转、测量分析等操作，呈现模拟牙齿矫正及正颌手术后效果，对正畸正颌多学科联合手术及医患沟通具有极大的指导意义。

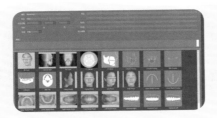

（a）收集患者术前资料并导入分析软件

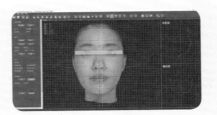

（b）三维颜面成像分析

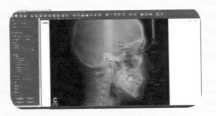

（c）正畸参数测量分析

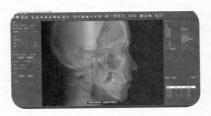

（d）模拟牙齿矫正后效果

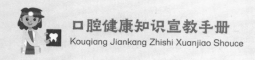

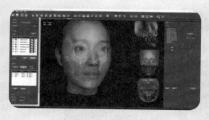 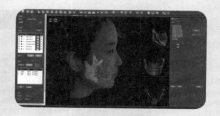

（e）正颌手术三维模拟分析　　　　　（f）模拟正颌手术后效果

数字化技术在正畸正颌联合治疗（术前模拟）中的应用

图片来源：本组图片由周专元技师提供。

　　通过对口腔医学数字化技术的介绍，我们可以感受到口腔医学技术的独特魅力，尤其是以医疗为代表的数字化核心科技力量。在口腔专家及科研工作者的努力推动下，良好的医疗条件将更好地普惠于民，并通过口腔医生的专业技术和技师的匠心精神结合科技的力量共同造福于人。

参考文献

［1］陈继民，张成宇．数字化3D打印技术在口腔种植中的应用进展［J］．新材料产业，2017（11）：29-34．

［2］陈宇，熊利泽．努力成为舒适化医疗的主导学科［J］．中华麻醉学杂志，2018，38（4）：385-386．

［3］陈谦明．口腔黏膜病学［M］．北京：人民卫生出版社，2020．

［4］丁香梧桐．儿童护牙宝典［M］．北京：电子工业出版社，2016．

［5］傅民魁．口腔正畸专科教程［M］．北京：人民卫生出版社，2007．

［6］樊明文．牙体牙髓病学［M］．3版．北京：人民卫生出版社，2008．

［7］范德增．口腔数字化诊疗技术及材料的发展现状与趋势［J］．新材料产业，2019（12）：15-19．

［8］葛立宏．儿童口腔医学［M］．4版．北京：人民卫生出版社，2012．

［9］金鸿莱，胡纯贞，顾晶晶．三种口腔含漱液的临床研究［J］．临床口腔医学杂志，2003（8）：499-501．

［10］李秀娥，王春丽．实用口腔护理技术［M］．北京：人民卫生出版社，2016．

［11］李淑玲，胡国风，黄自珍．消毒供应中心精准管理实践操作手册［M］．南昌：江西科学技术出版社，2016．

［12］林丽婷，陈悦娜．口腔专业护理健康教育［M］．广州：广东科技

出版社，2017.

［13］李海珍．追溯系统在消毒供应中心中的应用［J］．医药卫生，2017
（12）：274.

［14］厉松，苏茹甘．数字化技术在口腔正畸临床中的应用［J］．口腔疾
病防治，2019，27（2）：69-73.

［15］孟焕新．牙周病学［M］．4版．北京：人民卫生出版社，2012.

［16］彭飞，王世英，杨亚娟．消毒供应中心操作规范［M］．上海：上
海科学技术出版社，2019.

［17］彭书海，张陈晨．口腔CAD/CAM技术在口腔医学技术专业的教学探
索与实践［J］．教育观察，2020，9（14）：128-129，134.

［18］齐小秋．第三次全国口腔健康流行病学调查报告［M］．北京：人
民卫生出版社，2008.

［19］茹楠，郝鑫媛，白玉兴．正畸正颌手术优先模式数字化技术应用的
研究进展［J］．北京口腔医学，2018，26（4）：238-240.

［20］舒悦．牙齿矫正的那些事儿［J］．大健康，2021（2）：71.

［21］吴琳．可摘局部义齿支架计算机辅助设计与制作的初步研究［D］．
中国医科大学，2006：84-90.

［22］王勇．口腔医学与数字化技术［J］．中华口腔正畸学杂志，2016，
23（2）：102-107.

［23］王少海，马威．种植牙小百科［M］．北京：人民卫生出版社，
2018.

［24］王兴．第四次全国口腔健康流行病学调查报告［M］．北京：人民
卫生出版社，2018.

［25］王美清．口腔解剖生理学［M］．7版．北京：人民卫生出版社，
2021.

［26］张震康，俞光岩．口腔颌面外科学［M］．北京：北京大学医学出版社，2013.

［27］赵奇．牙齿漂白：发展与现状［J］．中国实用口腔科杂志，2010（9）：517-521.

［28］张静，郄迎春，张惠敏．计算机辅助设计与制作（CAD/CAM）数字化系统在口腔修复中的应用［J］．科技视界，2014（9）：297.

［29］赵铱民．口腔修复学［M］．7版．北京：人民卫生出版社，2015.

［30］郑园娜，游嘉．种植牙科普百问［M］．北京：人民卫生出版社，2016.

［31］中华人民共和国国家卫生和计划生育委员会．医院消毒供应中心行业标准：WS310—2016［S］．北京，2016.

［32］中华人民共和国国家卫生和计划生育委员会．口腔器械消毒灭菌技术操作规范：WS506—2016［S］．北京，2016.

［33］张志愿，俞光岩．口腔颌面外科学［M］．北京：人民卫生出版社，2019.

［34］周广英，亓祥顺，朱忠义．急性智齿冠周炎的早期拔牙治疗及症状转归分析［J］．全科口腔医学电子杂志，2019，6（15）：41，44.

［35］周学东．牙体牙髓病学［M］．5版．北京：人民卫生出版社，2020.

［36］赵铱民．口腔修复学［M］．8版．北京：人民卫生出版社，2020.

［37］张志愿．口腔颌面外科学［M］．8版．北京：人民卫生出版社，2020.

［38］中华口腔医学会．口腔门诊笑气-氧气吸入镇静技术操作指南［J］．中华口腔医学杂志，2022，57（4）：319-325.

［39］COHEN S, HARGREAVES K . Pathway of the pulp［M］. Mosby

Elsevier, 2011.

［40］MONEA M, HANTOIU T, STOICA A, et al. The impact of operating microscope on the outcome of endodontic treatment performed by postgraduate students［J］. European Scientific Journal, 2015（11）：27.

［41］SETZER F C. Outcome of endodontic surgery: a meta-analysis of the literature—part 1: Comparison of traditional root-end surgery and endodontic microsurgery［J］. Periodical, 2010, 36（11）: 1757-1765.

［42］WANG L, JIANG H, BAI Y, et al. Clinical outcomes after intentional replantation of permanent teeth: a systematic review［J］. Bosnian Journal of Basic Medical Sciences, 2020（20）: 13-20.

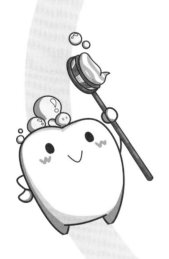

后记

感谢南方医科大学深圳口腔医院（坪山）各科室医护人员在本书书稿撰写、照片采集、视频拍摄、病例收集及绘图过程中给予的大力支持和帮助。特别感谢为普及口腔健康知识，支持配合拍摄的各位患者朋友。在此我们深表谢意！

235